U0347646

Jojo医生
陪你科学怀孕

Dr.Jojo 著

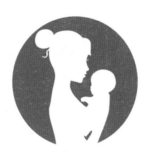

天津出版传媒集团

天津科学技术出版社

图书在版编目（CIP）数据

Jojo 医生陪你科学怀孕 / Dr.Jojo 著 . — 天津 : 天
津科学技术出版社，2021.6（2021.6 重印）

ISBN 978-7-5576-9155-4

Ⅰ . ① J… Ⅱ . ① D… Ⅲ . ①优生优育 – 基本知识
Ⅳ . ① R169.1

中国版本图书馆 CIP 数据核字 (2021) 第 072615 号

Jojo 医生陪你科学怀孕
Jojo YISHENG PEINI KEXUE HUAIYUN

责任编辑：张建锋

出　　版：	天津出版传媒集团
	天津科学技术出版社
地　　址：	天津市西康路 35 号
邮　　编：	300051
电　　话：	（022）23332372
网　　址：	www.tjkjcbs.com.cn
发　　行：	新华书店经销
印　　刷：	唐山富达印务有限公司

开本 880×1230　1/32　印张 9　字数 180 000
2021 年 6 月第 1 版第 2 次印刷

定价：56.00 元

推荐语

在健康传播大会和蝴蝶学院等工作场合，Jojo 医生是一位活泼可爱的小妹妹，青春可人，天然有一种覆盖全年龄人群的亲切感。在短视频平台上，我是 Jojo 医生的铁杆粉丝。她的那些高度凝炼了医学知识的悄悄话、贴心话，让处于青春活跃期和生育迷茫期的年轻网友们获得"闺蜜"般的指引、抚慰和鼓励。

—— 海南博鳌乐城国际医疗旅游先行区管理局副局长　刘哲峰

不管是准备怀孕的你，还是已经怀孕的你，都需要一位温柔又专业的妇产科医生的陪伴。我推荐 Jojo 医生。

—— 上海市同仁医院妇产科主任　丘瑾

从备孕时的忐忑，到初孕时的懵懂；从十月怀胎的期盼，到一朝分娩的勇敢。Jojo 医生会用她的文字陪伴你，给你力量，帮助你蜕变成更美丽、更健康的妈咪！

—— 上海市同仁医院妇产科主任医师，资深生殖内分泌专家　宋力雯

生个孩子好焦虑：喝了点酒后怀上的孩子能要吗？排卵期怎么算？这个能吃吗？顺产好还是剖宫产好？在这本书里，Jojo 医生陪着你一起，科学且轻松地备孕，你值得拥有。

—— 复旦大学附属妇产科医院主任医师　邹世恩（恩哥聊健康）

她是专业的妇产科医生，更是一位暖心的闺蜜，帮你解答疑惑。如果你想科学怀孕，一定不要错过这本书！

—— 健康新媒体"医女正传"创始人 李姗（飒姐）

跟Jojo认识很久啦！之前我们一起去录制《我们仨》的时候，就被她风趣幽默的性格所打动。她明明可以靠脸吃饭，偏偏还要这么努力。Jojo持续不断地在临床一线给广大妈妈们提供切实的帮助，同时也从未停止科普的写作和拍摄，绝对是我认识的优秀医生的表率。这本书把她多年临床的实践经验和科普中的收获融合在一起，值得每一个想要有一个健康宝宝的家庭共同阅读。

—— 公众号"菜妈和钱爸"主理人，首批国家注册营养师 李靓莉（菜妈）

十年磨一剑，三年写本书。Jojo医生将她三年的科普经历和创作内容精炼成了本书，值得您收藏和细细品味。

—— 上海市同仁医院外科主治医师 姚乐（医哥姚乐）

太需要有一本书告诉女性，孕期都能做些什么，不能做什么了。Jojo的这本书像你身边的专属医生，能帮你度过这段独特时光。

—— 蕊蔓工作室CEO 竺映波

自 序

我是一名妇产科医生，也是一个爱分享美好东西的四川女生。

两年前，我和其他妇产科医生一样，过着天天做手术、看门诊，辛苦单调的职业生活。

然而，有一天，发生在闺蜜身上的一件事触动了我。

她因为不知道什么是胎膜早破，导致破水很长时间都未到医院就诊，险些让宝宝感染。她向我抱怨，就诊的时候医生和患者沟通得那么少，告知得那么少，以至于胎膜破了她完全不知道。网络上那么多信息，她也不知道真假。她又很忙，没时间去上孕妇课。

我解释道，门诊实在有太多就诊患者了，一天最多可以看 120 多个病人，平均每个病人只有几分钟的时间。

闺蜜建议，为什么你们医生不把一些靠谱的医学知识写成科普文章分享给患者呢？这样大家在看门诊时不懂的，还可以回家继续看推文，了解预防、治疗疾病的知识，岂不美哉！

那个时候，一位很成功的美食自媒体人——小天鼓励我，说我是他见过最会讲故事、讲道理的医生，简直是个天生的自媒体人。

在朋友的支持下，我开设了公众号"Jojo医生"，并在上面发布一些科普文章。

白天做完手术回家，从少得可怜的私人时间里挤出时间写一篇科普稿子。公众号阅读量从几百、几千，最后到几万。最初的粉丝都是我的病人和同事，即便我的排版烂到掉渣，他们对我仍然是鼓励多于苛责。

到现在我坚持两年多了，我把写过的公众号文章重新修改，整理成册，编成这本科普读物。这一方面是为了给过去的两年做一个总结，另一方面也是为了让大家有更好的阅读体验。

第一次出书，还有很多不足之处，希望大家多多包涵并指正，我会不断改进并一直坚持我的医学科普之路。

目　录

第1章

孕前须知系列

1

第2章

孕前的烦恼

第3章

孕期必备技能

第 4 章

孕期须知系列

第 5 章

产后须知系列

孕前须知系列

01 怀孕对女生的好处

很多人觉得怀孕对女性来说，是一项繁重而痛苦的任务。但是实际上，除了辛苦点儿以外，怀孕不仅能让人体验到抚育一个生命的幸福感，还有其他诸多好处呢！

那么，怀孕的好处，到底有哪些呢？

第一，怀孕能调整人的生活习惯，促使人建立健康的生活方式。怀孕后，宝妈们为了宝宝，在长达 10 个月的时间内，尽可能地健康饮食、健康作息。经历了 10 个月的时间，很多人会养成健康的生活习惯，从而摒弃原来的不良生活方式。

第二，怀孕能让准妈妈的感官变得更加敏锐。比如嗅觉和味觉增强，这可能会让准妈妈体验到既往没有的美食乐趣哦！

第三，怀孕能助性。怀孕之后雄激素升高，而雄激素是引发性欲的关键。

第四，怀孕能帮助女性降低患乳腺癌、卵巢癌、子宫内膜癌的风险。这可能是因为怀孕后，暂停排卵，同时孕激素增高，对子宫和卵巢有保护作用，从而帮助我们降低患该类疾病的风险。

很多专家还认为，怀孕能降低子宫肌瘤和子宫内膜息肉的发病率。

第五，怀孕能治疗子宫内膜异位症，改善痛经症状。有子宫内膜异位症的妈妈们，在孕期因为受到孕激素的保护，产后痛经症状可能会有所改善，同时病灶还会因此缩小。

第六，生育过的女性可能会推迟更年期。女人一生的卵子数量在出生时已经注定。排卵的结束，意味着绝经期的到来。而怀孕以及产后哺乳，推迟了卵巢排卵的进程，从某种程度上延缓了更年期的到来。

虽然怀孕对女性有好处，但 Jojo 并不是鼓励大家尽可能多地生孩子，因为生育过多也是有风险的。我想要说的是，已经怀孕的或者正在备孕路上的姐妹好好珍惜当下，享受孕育的整个过程。

02 哪个年龄生小孩是最佳的?

很多姐妹,结婚前被催婚,结婚后被催生。虽然爸妈公婆、七大姑八大姨,一堆认识的、不认识的人,天天在你耳边唠唠叨叨,像高分贝的 3D 环绕立体声一样扰民,但是他们并不是完全没有道理。作为女生,的确是有相对比较适合生育的黄金年龄,错过了可真要拍大腿后悔了。

那么,什么年龄生小孩是最佳年龄呢?

一般来说女性的生殖系统的巅峰年龄是 20~30 岁。但现代女性的受教育水平提高了,接受教育的时间也延长了,例如在 Jojo 从事的医疗行业,很多女生,5 年本科、3 年硕士、4 年博士、2 年博士后,到医院正式工作时,就已经在读书道路上花费了十多年,说出来都是一把辛酸泪。

再加上现在职场竞争激烈,价值观的改变以及五花八门的高效避孕措施,生育年龄推迟成为当代普遍现象。但是,即便如此,大家也要心里有数——女性年龄和生殖能力直接相关。女人的生育力从 32 岁开始下降,37 岁以后加速递减。综合身体、经济、心理、社会因素,女性最佳的生育年龄是 25~30 岁。

太早生育，生殖系统尚未发育成熟，生育会对女生的身体造成伤害。

太晚生育，流产风险和胎儿畸形的风险都会增加。在出生时，女性一辈子的卵子数目已经注定，并由卵泡初步形成了卵子的雏形，女性一生能排出的成熟卵子仅有 400~500 个。不要太晚生小孩，因为卵子从我们出生那刻开始，已经进入其保质期的倒计时了。

30 岁以后，流产风险增加到了 20%。35 岁的女性怀孕成功率每月仅有 10%，也就是 100 个 35 岁的女性在备孕，一个月内可能只有 10 个左右能怀上。而在这怀上的 10 个人中，还有 2~3 个人会流产（流产风险约 25%）。35 岁女性所怀的宝宝唐氏综合征发病率约为更年轻妈妈生育的宝宝的 3 倍，并且随着怀孕女性年龄的增大，宝宝的发病率也会攀升。

年龄偏大的姐妹，即便是怀孕成功，发生妊娠期合并症的概率也明显增大。

美国妇产科医师协会（ACOG）及美国生殖学会（ASRM）都建议，年龄大于 35 岁的女性，如果试孕半年未怀上，需要做进一步检查治疗。尤其是 40 岁以上的女性，应该尽早到医院就诊检查，在医生的指导下备孕。

有生孩子打算的姐妹最好在生育黄金时间完成生育计划，如果错过了黄金时间也没关系，你需要调整好你的状态，做好孕前检查，相比以后，当下也是备孕的好时节。

03 哪个月份生小孩最好？

有些姐妹，不仅对生育的年龄有考虑，还会顾忌到哪个月份生孩子最好。

这些姐妹分作这几类：

· 星座控的妈妈。她们一门心思想生某个星座的宝宝，以便于和她的星座相匹配。

· 有效率的妈妈。很多妈妈要求9月份之前一定要把宝宝生出来。这样孩子刚好能赶上上学，不会耽误一年。

· 相信命理学的妈妈。有些妈妈认为属羊的宝宝，最好生在春天，因为冬天草都枯萎了，小羊没有什么东西吃！

· 当然也有妈妈认为，春夏秋冬中，春天是万物复苏的季节，春天出生的孩子好带，不容易生病；夏天太热，秋冬太冷，孩子照顾起来都不太方便。

其实，无论生在哪个季节、哪个月份，是哪个星座，鉴于当今的医疗水平和生活环境，都是一样的。

在医生眼里，并没有推荐的特别适合生小孩的月份，怀孕不是种地。即使是种地，你也不敢保证，种下去一定发芽结果呀！

要记住，种一棵树最好的时间是十年前，其次是现在。你准备好的时候，就是最合适的时候。

04 别让这些事情，降低你的备孕成功率

闺蜜聚会，杰茜带来了个大秘密：她的小领导得了不孕症，最近日渐消瘦。可她的领导也才30来岁啊，怎么就不孕了呢！有人提到，据说现在中国有5000万不孕患者，我的天哪！保不齐自己就在这个范围内。一时间，吓得几个平时喜欢熬夜的姐妹花容失色。

"Jojo，你说这是不是真的呢？为啥现代人的生育能力会下降啊！"

"对啊，以前也没有听说有这么多的不孕患者呀！"

……

莫要慌张！现代人感觉生育能力没有古人好，原因是多样的。造成现代人生育能力下降的原因既包括现代人生育年龄的推迟，又有环境问题、社会压力、不良生活习惯等诸多因素。

在我们日常生活中，确实有不少不良习惯，正在悄无声息地毁掉我们的生育力！

首先，我们要知道什么是生育力。

生育力，简单说就是生孩子的能力，专业点说叫繁殖力，指

的是受孕并繁衍后代的能力。

要避免生育力下降，必须要知道什么是正常的生育力。

大多数女性备孕，常常是在 6 个月内成功的。但是 6 个月内没有怀上也不要灰心。6 个月能怀上的概率大约是 80%，12 个月内能怀上的概率是 85%。在没有怀上的夫妻中，50% 会在接下来的 3 年内怀上。

什么是推荐的最佳备孕同房频率？也就是说，多久同房一次，是最容易怀孕的呢？国外的研究是，每 1~2 天同房一次，怀孕的成功率最高。但是，大多数夫妻的身体可能受不了如此高频率的同房。那么，我们推荐，从月经干净开始，夫妻每周同房 2~3 次，也就是差不多隔 72 小时同房一次。

如果夫妻规律同房备孕，1 年没有怀上，那我们就要考虑"不孕"的问题了。

生活中，有不少不太起眼，我们不太注意的不良习惯，正在毁掉我们的生育力！

1. 首当其冲，就是抽烟

已经有不少的研究报道过，如果女性每天吸烟 10 根，那生育能力将显著下降。对 11000 多个吸烟女性和 19000 个不吸烟的女性进行随访，发现相较于不吸烟的女性，女性吸烟者的不孕率明显升高，而且有统计学意义。

你可能会说，不孕有什么大不了的，大不了做辅助生殖、做试管呗！

吸烟女性的生育力下降，还真的不一定能够通过辅助生殖技术来助孕，因为我们发现相较于不吸烟的女性，吸烟女性体外受精，受孕的概率明显降低。

这可能和吸烟之后，输卵管和宫颈会发生不良变化、卵子氧化应激受损、自然流产的概率增加等因素有关。

不只女性会受影响，吸烟男性的精子质量也会呈剂量依赖性下降。国外曾经报道过，相较于不吸烟的男性，男性吸烟者的精子密度下降23%，精子活力下降13%。

2. 暴饮暴食，体重超标

正常人的BMI（身体质量指数，简称体质指数）在18.5~24.9之间［BMI如何算：体重（kg）除以身高（m）的平方］，国外一项研究发现BMI=20的女性生育的孩子最聪明。肥胖、体重轻，甚至营养不良的女性具有生育力低下的风险。

对于女性来说，肥胖会引起月经周期紊乱和排卵障碍。大部分的研究数据也表明，即便是肥胖女性接受了ART（辅助生殖技术）之后自然流产的概率也比正常体重的女性高。

BMI偏高的不孕女性，在减重之后，自然受孕的成功率明显增高。这样不但减少了人为干预治疗，而且体重恢复正常之后，其他健康问题也可得到改善。

　　男人也不例外。男性肥胖会影响生殖激素的水平，虽然各项研究中关于肥胖对精液参数的影响结果尚不一致，但是，学界还是普遍认为，肥胖的男人减轻体重可以纠正激素失调。

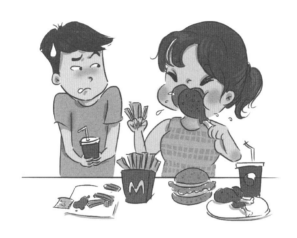

3. 剧烈运动

　　如果你正在尝试受孕，且 BMI<25kg/m^2，那应该将剧烈运动的时间，控制在每周 5 小时内。

　　详情请大家翻阅本书关于备孕运动的相关章节。

4. 喝咖啡

很多姐妹担心喝咖啡会摄入大量的咖啡因，影响生育力。其实，目前研究发现，咖啡因每日摄入量控制在200mg以内，不会影响生育力。

所以备孕期的你，不用克制自己戒咖啡了！

5. 饮酒

因为尚不确定产前饮酒量的安全水平，医生通常推荐在备孕期和怀孕期间戒酒。男方饮酒会导致性腺功能异常（睾酮和精子产量减少）。

6. 环境因素

环境中的污染物和毒素，比如干洗溶剂、重金属、杀虫剂、双酚A会对我们的生育力和妊娠造成不良影响。

7. 助性药物

由于目前关于消遣性药物对生育力影响的研究较少，而这些药物对我们整体的健康都可能会产生风险，所以备孕期要避免使用这类药物。

8. 性传播性疾病

衣原体和淋球菌感染，可能会引起女性盆腔炎等疾病，因此是引起不孕的原因之一。

推荐所有姐妹们在打算怀孕之前，个体的性行为都应该采取一些降低这些感染和其他性传播感染风险的措施，例如使用避孕套。

如果怀孕前发现有感染，应该在及时规范地进行治疗之后，再考虑备孕。

05 什么时候要二宝最好?

　　闺蜜娜娜的同事,顺产完一胎后 1 年,想着响应国家二孩号召,考虑生二胎的事。婆婆也觉得早生晚生都得生,还不如一步到位赶紧生,这样两个宝宝年龄差小,更加方便沟通和一起成长。但是她们不知道这样是否可行,于是带着疑问又跑来咨询我。

　　那么生育完一胎的妈妈,什么时候要二胎比较好呢?

　　首先,我们来了解一个定义,上一次生完宝宝,到下一次怀孕的时间间隔,叫生育间隔(Inter-pregnancy Interval,即 IPI)。IPI 过短,一般指小于 6 个月;IPI 过长,一般指大于 5 年。

　　现有临床数据研究发现,IPI 过长或者过短,都可能增加新生儿出生缺陷的概率,会导致第二次怀孕的结局不好。其中 IPI 过短而导致的妊娠结局不良可能和母亲的营养物质尤其是叶酸难以得到充分补充有关。

　　也有科学家提出,IPI 过短妊娠结局变得较差和宫颈功能不全、同胞竞争母体资源、出生间隔较短的同胞间感染传播,以及前次剖宫产的瘢痕尚未完全愈合等因素有关。

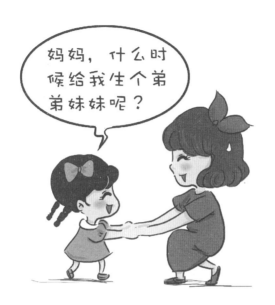

从医学的角度来看，生育完一胎的女性，的确需要一定时间恢复身体：

世界卫生组织（World Health Organization, WHO）和美国国际开发署，都一致推荐足月活产之后，如果想要第二胎，IPI 时间应该大于 2 年且小于 5 年。

如果前一胎是早产且顺产，推荐应该至少等 12 个月再怀孕。若前一胎早产宝宝出现意外，又急于想要二胎，最少在前次顺产分娩后 6 个月再怀孕。

剖宫产之后，出于对子宫破裂等安全考虑，间隔时间稍长会更安全一些。急于想要二胎的妈妈，分娩时间间隔（Interdelivery interval，IDI）建议 18~24 个月为佳。

如果准备要二胎的母亲年龄很大，比如大于 35 岁，且本身怀孕困难（每月怀孕成功率仅 10% 左右），那怀孕时间成本就需要增加。高龄要二胎 IPI 为 12 个月是一个合理的选择。

如果上一胎是死胎，那这类妈妈大多数很急迫想要下一胎。WHO 推荐此类妈妈至少要等 6 个月再怀孕。

如果前一胎孕期还合并有妊娠期高血压疾病，又着急要第二胎，那至少应该在前次分娩后 12 个月再怀孕。

从经济学、社会学角度来说，幼儿从出生到断母乳至少要 1 年，且从 2 岁左右开始对母亲的依赖相对减弱；年龄间隔在 3 岁左右（还要将怀孕 10 个月计划在内）的两胎，沟通和相处的代沟不会太大，非常有利于一起结伴成长。同时，还要考虑生二胎给家庭带来的经济负担，即其他家人是否能出力帮忙照顾小孩；如果没有家人帮忙，夫妻都在职场打拼，要考虑如何分配精力、时间照顾二胎等家庭问题。

因此，综上所述，推荐最佳的怀二胎的时间，为第一次分娩后的 2~5 年。

以下情况，暂时不要着急要二胎：

家庭关系不和睦、经济条件不好。一是不能因为要二胎而导致自己生活质量明显下降，得不偿失；二是怀孕过程很辛苦，养娃过程更辛苦，这都需要家人的理解、支持和配合。如果家庭关系不和睦，不但可能会使怀孕过程不顺利，诱发产后抑郁，同时也非常不利于两个宝宝的成长。

夫妻身体状态欠佳。怀孕本身是需要健康的身体做后盾的，而怀孕后还有可能出现妊娠期并发症。如果怀孕前身体就不太好，就应该暂缓怀孕计划。再说，生完你还得费力养呢，如果你没有稳定良好的身体状态，那是肯定吃不消的。

听完我的建议，娜娜的同事心里有了新的计划。其他准备要二胎的姐妹们，如果时间和条件都允许，就可以提上日程啦。

06 剖宫产后第二次怀孕可以顺产吗？

娜娜的另一个同事，已经生完第一胎，最近正紧锣密鼓地准备要二胎。但是这次怀孕顾虑有点儿多，因为前一胎是剖宫产生的，要这胎的时间会不会挨得太近？生二胎时是必须剖宫产，还是可以选择顺产呢？带着问题，娜娜跑来咨询我。

剖宫产术后什么时候可以要下一胎？剖宫产后生二胎时可以顺产吗？剖宫产是比顺产更好的选择吗？

前一次剖宫产术后，推荐至少 8 个月后再准备怀孕。如果既往只有一次剖宫产史，且这次没有阴道试产的禁忌证时，可以考虑剖宫产后的阴道试产（trial of labor after cesarean，TOLAC）。如果直接进行剖宫产分娩，我们称之为，选择性重复剖宫产（elective repeated cesarean delivery，ERCD）。

TOLAC 在美国较普遍。在 1990—2009 年的美国，女性尝试 TOLAC 成功的概率在 39%~70%。

据国外统计，既往剖宫产指征为胎先露异常、胎心率异常、产程进展停滞或者头盆不称，进行 TOLAC 的成功率分别为 75%、60% 和 54%。

国内用 B 超测量子宫下段切口瘢痕，厚度大于 3mm 才允许阴道试产。但美国已经不用此标准了，国内一些产科专家也不推荐其作为是否能阴道试产的标准。

哪些有一次剖宫产史的妈妈可以尝试 TOLAC？

首先，这类妈妈应该是既往有且仅有一次子宫下段横切口分娩史，没有阴道试产的禁忌证，且分娩医院有急诊剖宫产的条件（方便出现意外时及时转剖）。

其次，如果妈妈们满足以下特点，TOLAC 的成功率可以高达 80%。

·既往有顺产成功的经历。

·前次是因为胎先露异常，比如臀位等原因而进行的剖宫产。

·自然临产发生在 40 周及以内，产程进展较快，且宝宝的体重小于 4000g。

其他可以提高 TOLAC 成功率的事件：

·上次生完宝宝到这次怀孕的时间间隔大于 6 个月再怀孕。

·宝妈没有罹患其他内科疾病（如果宝妈患病，就会增加剖宫产的发生率）。

·自然发动（引产 TOLAC 的成功率仅为自然临产的一半）。

·宝宝体重估计小于 4000g（体重大于 4000g 时，成功率减半）。

· 在医护专业水准较高且有紧急剖宫产措施的医院分娩（国外发现，大学附属医院的 TOLAC 成功率较高）。

· 国外研究发现，非西班牙裔白人的 TOLAC 成功率比西班牙裔白人、非洲裔美国人、亚裔女性更高。

有这些情况的姐妹们建议不要尝试 TOLAC，包括：

· 有子宫破裂病史。

· 古典式剖宫产史（前一次为剖宫产的女性，一些医生会推荐回上次分娩的医院，因为前一次的手术方式，只有上一次做手术的医院才知道。当然，如果你能调出来上次的病历也可以）。

· 已有 2 次或者 2 次以上的剖宫产史，或者剥除子宫肌瘤病史。这一条，目前在国内存在争议，部分专家认为即便是有 2 次剖宫产史的女性，也可以进行阴道试产。但是这样做风险太高，我并不推荐。根据美国的数据，单次剖宫产后阴道分娩（Vaginal Birth After Cesarean，即 VBAC）的成功率约为 70%，多次剖宫产后成功率下降为 66%。

· 子宫下段纵切口。

· 具有阴道分娩禁忌证。

· 分娩的医院不具备急诊剖宫产条件的。因为如若发生紧急情况急需剖宫产，而无条件进行施救，会对母婴安全造成极大隐患，甚至危及母婴的生命。

·巨大儿或者怀孕时间大于 40 周未临产的。

有剖宫产史的孕妇，在阴道试产时子宫破裂率为 0.8% 左右，也就是 1000 个瘢痕子宫（1 次分娩史）的女性进行阴道试产，有约 8 个女性会发生子宫破裂。因此进行 TOLAC 的准妈妈，在试产过程中需要严密监测产程进展，如果产程进展不佳时，需放宽剖宫产指征以确保母婴安全。

出于对宝宝的安全考虑，中国二胎瘢痕子宫妈妈愿意阴道试产的非常少。国外的研究数据显示，虽然 TOLAC 对产妇有利，但是进行 TOLAC 的产妇所生的新生儿的并发症会稍稍增高；二胎再次行剖宫产虽对宝宝有利，但会增加产妇发生并发症的风险。

瘢痕子宫妈妈怀孕期，子宫破裂的风险高吗？

瘢痕子宫的孕妇，在怀第二胎时发生自发性子宫破裂的概率小于 1%，国外统计数据约为 0.3%，也就是 100 个瘢痕子宫妈妈，孕期子宫破裂的不足一个。

有一次剖宫产史的妈妈们，到底该如何选择分娩方式呢？

从获益方面综合去考虑：

1. 方便性

选择性剖宫产（ERCD），通常是择期进行，因此可以更加方便制订产后的生活工作计划。而 TOLAC 是随机发动的自然临产，具有不可预测性。

2. 住院和恢复时长

与 ERCD 相比，TOLAC 如果成功，意味着住院时间更短、产后并发症少，并且可以更快地恢复正常的生活。

3. 医生的意见

分娩方式应该由医师和产妇共同协商确定。在可能的条件下，我们会尊重产妇的意愿。

顺带提一下，梅奥诊所的网站提供一个叫"剖宫产后阴道分娩"的工具。这个工具可以帮助孕妈妈们了解分娩方式的选择，确定哪一种分娩方式更加适合自己，并可最终帮助宝妈们去决定是否进行 TOLAC。

娜娜的同事知晓后，与家人商定，决定这次怀孕如果条件允许打算自己生生看。说实在的，仅从她选择生二胎的这个决定上，我还是挺佩服她的勇气的。

　　各位准妈妈们，如果你们一胎是剖宫产，二胎打算自己试着生，那不妨和产检医生讨论一下，将你的想法和顾虑都讲出来，以便于制订一个符合你自身情况和意愿的分娩方案。

07 自然流产后什么时候可以再备孕?

　　娜娜备孕了一段时间,好不容易怀上了,可还没等监测到胎心就流产了。她非常伤心,打电话向我诉苦。她不明白,为什么她年纪轻轻,第一次怀孕就会流产呢?到底哪里做得不对?

　　我安慰她,其实自然流产的原因很多,主要包括胚胎自身因素、母亲因素、父亲因素和环境因素四种。

1. 胚胎自身因素

　　高达 60% 的自然流产是自然筛选的结果。胚胎或胎儿染色体的遗传也是早期自然流产最常见的原因。

2. 母亲因素

　　·孕妇本身患有严重感染、高热、贫血或者心力衰竭等疾病。

　　·母亲生殖器的异常,比如子宫发育异常、双子宫、双角子宫、单角子宫、子宫黏膜下肌瘤等。

　　·母亲内分泌有问题,比如黄体功能不全、多囊卵巢综合征,等等。

　　·强烈应激与不良习惯,比如酗酒、抽烟。

·母亲免疫功能异常（自身免疫功能异常和同种免疫功能异常），比如抗磷脂抗体阳性。

3. 父亲因素

精子的染色体异常可导致自然流产。

4. 环境因素

过多接触放射线和砷、铅、甲醛、苯、环氧乙烷等化学物质，均可能引起流产。

具体要找到是哪一种原因引起的流产，其实真的有一定困难。但第一次怀孕自然流产了，也不要灰心。

自然流产在人群中的发生率较高。据统计 100 个健康女性中，自然怀孕后发生流产的人数约为 15 个。100 个第一次怀孕自然流产的女性中约 90 个下一胎能够怀孕并顺利分娩，需要治疗或者再次流产的仅为 10 个左右。因此，有过自然流产史的姐妹，不要有太多焦虑，对下一胎要有充分的信心。

自然流产后的女性，下次怀孕该是什么时候呢？

有研究报道，自然流产后与大于 6 个月以上再怀孕相比，3~6 个月内受孕，妊娠结局反而更好，发生再次流产的概率相近或者更低。

但 WHO 认为，此研究数据不够充分，仍然推荐夫妻在人工流产或者自然流产后，至少等 6 个月再尝试下一次妊娠。

因此第一次备孕流产后，如果非常着急，至少应该等月经正常 3 个月后再要小孩。保守一点儿的话，还是要等 6 个月之后再备孕。月经正常只是一种表现，它提示的是内分泌和卵巢功能已经完全从上次流产中恢复过来了。

但是，出现以下情况时，需要医生评估身体状况后，再备孕：

·有内外科疾病的，比如糖尿病、高血压、免疫系统疾病红斑狼疮，等等。

·多囊卵巢综合征患者或其他生殖内分泌问题。

·年龄超过 40 岁。40 岁以上的女性怀孕难度增加，时间成本增高，胎儿发生缺陷的概率较大，是流产的高危人群。40 岁以上的女性想要怀孕就要重视这些问题，最好让医生指导备孕。

当然，那些连续流产超过 2 次及以上的姐妹们要考虑是否为习惯性流产，在下次备孕前需要来医院做全面检查，查找原因，降低流产风险。

自然流产一次的姐妹们，下次怀孕前需要做什么准备，有哪些注意事项呢？

心理准备：正确认识流产，不用给自己太大负担和精神压力，原因如上。

自然流产一次的姐妹的孕前准备同未自然流产过的备孕女性一样，详见相关章节，这里便不再赘述。

娜娜痛定思痛，决定振作起来，积极为下次怀孕做好充分的准备。

08 拍了 X 光片，会影响备孕和胎儿吗？

娜娜在备孕前一个月入职体检，拍了一个 X 光片，她非常担心这会影响备孕的质量。

娜娜并不是特例。

不少姐妹在备孕期间因为各种原因拍了 X 光片，这到底影不影响备孕？得到答案之前，大家需要先了解这些知识：

第一，在怀孕前卵巢暴露在诊断水平的电离辐射中（例如拍 X 光片），目前检测没有发现对将来妊娠有不良影响。

第二，如果需要拍 X 光片，最好在月经周期的最初 10 天。

第三，如果没有正规避孕，或者近期在备孕，存在怀孕可能性，需向检查的医生说明情况，可做好腹部保护措施再拍片。

第四，即便是已经怀孕，有时候情况特殊，需要拍 X 光片（例如孕妈得肺炎需检查），也可以进行 X 光片检查。因为和电离辐射造成的相关危害相比，如果不做这类检查，遗漏诊断或者延迟诊断对胎儿和孕妇造成的风险更高。

第五，怀孕期间，在孕妈拍头部、颈部、胸部和肢体的 X 光片时，胎儿接受到的辐射量微乎其微，更不会因此而影响胎儿健康或者引起胎儿畸形。

所以答案就是，备孕期间拍了 X 光片并无影响。

09 当备孕遭遇这些内科疾病，该如何应对呢？

　　如果备孕的姐妹们在备孕前就有内科疾病，就需要在医生的指导下决定是否可以停药或者将现有药物更换为在怀孕期间更为安全的药物。孕期仍然需要随访病情，定期评估。

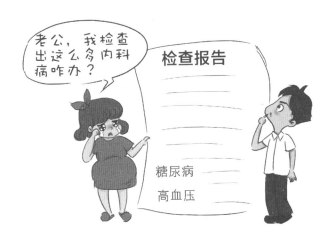

1. 甲状腺功能减退（甲减）或者甲状腺功能亢进（甲亢）

　　甲减或者甲亢，均可能会影响到排卵及受孕。怀孕期间甲状腺功能的异常会影响宝宝的智力发育，并和流产、早产、胎儿畸形有着一定的关系。因此患有此类疾病的女性应该在甲状腺功能正常之后再怀孕，孕期仍然每 4 周监测一次。如果备孕者是接受放射碘治疗的姐妹，就需要至少 6 个月后才可以怀孕。

2. 糖尿病

所有的妊娠合并糖尿病患者中有 10% 的人，其实在怀孕前就已经有糖尿病了；另外 90% 的患者是因为怀孕引起了糖尿病。特别是那些重度肥胖、一级亲属有糖尿病、有 GDM（妊娠糖尿病）病史或者大于胎龄分娩史、自身患多囊卵巢综合征的姐妹们，需尤为重视。怀孕前备孕者应进行糖尿病筛查，确诊后积极控制血糖。

患有糖尿病的姐妹怀孕需满足以下条件：

（1）备孕前确定糖尿病严重程度。未经治疗的糖尿病、肾病、眼底增生性视网膜病变、冠状动脉粥样硬化性心脏病的患者，一旦怀孕对自身和胎儿的危害非常大，应该避孕，不适合怀孕。

（2）器质性病变较轻、血糖控制良好（空腹血糖 <5.3 mmol/L，餐后 2 小时血糖 <6.7 mmol/L）的患者，可在密切监护下怀孕。

（3）糖尿病患者一旦怀孕，仍然不要松懈，需要在孕早期就严格控制血糖，并调整用药。

针对怀孕前就有糖尿病的姐妹，怀孕后血糖控制需要达到这些目标：孕早期预防低血糖，怀孕后餐前、夜间和空腹血糖控制在 3.3~5.6mmol/L，餐后最高血糖值控制在 5.6~7.1mmol/L（餐后血糖高峰一般出现在餐后30~60分钟）。糖化血红蛋白 < 6.0%。怀孕期间，糖尿病患者单靠控制饮食和增加运动，血糖仍然达不到上述标准的话，应该及时使用胰岛素或者口服降糖药调整血糖。

3. 高血压

患有高血压的姐妹，必须要将血压控制在正常值后才能做备孕的打算。

正在使用降血压药物的女性，如果血压已经正常或者轻度高血压没有终末器官损伤，可以在医生指导下逐渐停药，怀孕期间仍然要密切监测血压，若血压反复升高，则需要再次开始口服降压药。

妊娠期避免使用血管张力素Ⅰ型转化酶抑制剂（ACEls，普利类）和血管紧张素受体阻滞剂（ARBs，沙坦类），因为孕妈使用该类药物可能会影响胎儿健康。孕期可以使用拉贝诺尔、硫酸镁、硝苯地平、硝酸甘油等药物，但仍然需在医生指导下服用。

针对那些长期高血压或者血压控制不佳的女性，医生会评估她是否已经有终末器官损害，例如有心室增大、视网膜病变、肾功能不全等问题，如果有，应该避孕，暂缓备孕。

4. 哮喘

哮喘患者备孕前需控制好哮喘。哮喘发作引起支气管痉挛时，引起母体酸碱平衡紊乱和胎儿低氧血症的风险极大，怀孕期间孕妈仍然可以使用吸入性或者全身性的类固醇来控制哮喘。

5. 癫痫

有癫痫发作病史或者已经在服用药物控制癫痫的姐妹，医生在详细询问病史、目前治疗方案、当下病情后，需调整用药方案，并提高叶酸补充剂的使用剂量，以预防胎儿神经管缺陷。

服用丙戊酸盐控制癫痫的女性，应该停药（因为其致畸性很高）或者更换其他抗癫痫药。

6. 系统性红斑狼疮

有此类疾病的姐妹如果要备孕，需要在病情保持静止至少 6 个月，并且患者的基础肾功能稳定且正常或接近正常时，才可以做备孕打算。

7. 全身性过敏反应史

有全身性过敏反应史的女性在妊娠前需接受过敏症专科医生的评估，因为孕期及分娩期间可能会用到诱发疾病发作的药物。

8. 牙周疾病

牙周疾病与早产有一定关系，因此备孕前要经牙科医生检查评估。如备孕者有牙周疾病，就要治疗后再怀孕。

怀孕是一件需要筹备的事情，为了让宝宝和准妈妈都能获得最佳的妊娠结局，孕前控制好这些疾病尤其重要。只有备孕者的身体保持一个良好的状态，才能顺利妊娠、安全生产。

10　备孕期运动注意事项

　　我有一对夫妻朋友，两个人都是健身达人，八块腹肌、蜜桃臀算标配，身体素质也是杠杠的。但是，就是怀不上宝宝，备孕一年肚子都没有动静，两个人都非常着急。

　　用他们的原话来说："如果两个人身体不好、体重超标什么的，也就认了。自己是钢铁侠一样的好身材，怎么会不孕呢？我们无法理解！请给我们一个合理解释！"

　　不孕的原因非常多，还有部分是找不到原因的。但是，他们俩有一个往往被大家忽略，但是其实是降低我们生育能力的习惯：备孕期过度剧烈运动！

　　运动的好处，我相信人尽皆知。但是 Jojo 今天要强调一点就是，一定要适度运动。

　　为什么这么说呢？

　　运动的强度和持续时间会影响女性的生育力。一些流行病学的研究发现，长期高强度的运动与排卵性不孕有相关性。

　　对丹麦的运动女性进行随访研究发现，那些体质指数正常的女性，进行高强度的体育运动，例如跑步、动感单车、体操等，可能会导致生育力降低，而对于那些体质指数超标的女性来说，无论哪种强度的运动，对生育力都有积极的影响。

甚至，在另外一项研究中发现，如果每周有超过 4 小时以上、持续数年的剧烈运动，就会导致试管婴儿的成功率下降。

我的天哪，本想着靠运动提高自己的怀孕成功率，怎么还适得其反了呢？

这里要强调一点：影响生育力的主要是剧烈运动。你每天花半小时进行散步、慢跑或其他中强度的运动是没事的。

从群体的角度出发，与运动导致的不排卵相比，运动量不足导致的肥胖更容易引起不排卵以及由此导致不孕。

所以别为偷懒不锻炼找借口。

为什么长期高强度的运动，会毁掉我们的生育力？

这可能和以下因素有关：

第一，剧烈运动会使女性在排卵时，黄体期的黄体酮分泌减少，这也就是我们妇科医生常说的，黄体期功能不足。

第二，剧烈运动影响下丘脑的功能，会产生 GnRh（促性腺激素释放激素），垂体分泌黄体生成素和卵泡刺激素（这两个激素能调节我们卵巢功能），雌激素的产生和代谢发生变化，导致排卵障碍甚至怀孕困难。

第三，剧烈运动引起体脂率过低和饮食变化。为了达到低脂状态，很多健身的女性不吃淀粉或者吃很少的淀粉。短时间不吃淀粉，会让你感到头晕，出现低血糖的症状，而且非常容易疲倦。长此以往，身体能量供应减少，会直接影响月经周期，引起功能性下丘脑性闭经，从而降低生育力。

男性剧烈运动会影响受孕成功率吗？

虽然精子的参数（包括活力、密度等）都不受运动影响，但是每周剧烈运动（例如动感单车）大于 5 小时的男性，反而比不运动的男性精子密度更低、活动精子的总量更少。

运动的好处，不言而喻，但是万事有个度，物极必反的道理在这里也是适合的。

那么到底该怎样运动才算适度呢？

如果在尝试受孕，那么体质指数正常的姐妹们，应该将运动的时间，控制在每周 5 小时以内。

11 孕前准备与相关检查

当你在阅读我这本书的时候，我想你已经做好孕育新生命的准备了。对于那些提前做孕前评估和咨询准备的女性来说，的确可以将怀孕期间一些需要干预的风险降低。

为什么妇产科医生一直强调孕前检查和咨询评估的必要性呢？

这是因为，有接近 50% 的女性是意外怀孕。这些女性在 1~2 个月才发现自己怀孕，此时想再进行一些营养剂的补充，会发现已经错过了宝宝某些器官发育的主要时期。

又比如，在一些体重超标的姐妹备孕前，医生会建议她减重和控制 BMI 指标，以提高她的受孕成功率、降低怀孕后糖尿病和高血压的发病风险。而这一过程是需要花费数月才能完成的。

那么备孕前，去见妇产科医生的目的，除了常规的孕前检查，同时也为了识别怀孕后母亲和宝宝的潜在风险，并针对这些风险进行宣教、处理、干预，最终目的都是为了让这次怀孕获得最佳的结果。

我们主要会对备孕姐妹的以下几个方面进行评估：

· 慢性健康问题。如果你有高血压、糖尿病、甲状腺功能异常、肥胖、苯丙酮尿症等疾病，就要针对这些慢性疾病进行评估，并给出建议：目前身体状况和疾病控制情况是否已经适合怀孕。

·近期是否有服用药物。长期服药的女性，针对药品类型、对怀孕的影响，决定停药还是继续服药。

·生育史。是否生育过？生过几个？顺产还是剖宫产？流产情况如何？

·遗传病和家族史。对于一些有家族遗传性疾病的备孕夫妻，医生会给出建议：是否需要进行三代辅助生殖（简单来说，就是人为干预筛选去除携带疾病基因的胚胎，选择健康的胚胎移植）。

·吸烟喝酒等不良习惯。

·疫苗接种情况。

·营养状态评估。

·社会和精神问题。

·环境中的危害因素、毒素评估。

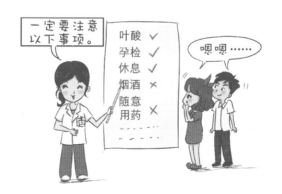

孕前，医生需要进行哪些干预措施的指导？

1. 指导补充叶酸

从备孕开始就要补充叶酸，每天口服 0.4~0.8mg，降低胎儿神经管缺陷发病风险。

2. 苯丙酮尿症的控制

有苯丙酮尿症的女性，在怀孕前三个月要将苯丙氨酸的水平控制在低于 6mg/dL，且妊娠期间维持在 2~6mg/dL。

3. 解决烟酒成瘾问题

备孕就意味着要戒烟酒。如果烟酒成瘾可以在医生帮助下参与替代治疗项目或戒除项目。

4. 接种疫苗

活疫苗，例如水痘疫苗、麻疹 – 腮腺炎 – 风疹三联疫苗最好在准备怀孕前接种完毕。

5. 控制体重

BMI 指数应达到 18.5~24.9。医生需指导肥胖的姐妹减重，体重过轻的姐妹增加营养。肥胖可能会影响排卵，导致不孕，而过瘦的女性发生早产的风险比正常女性高 20%。

6. 停用致畸药物

有一些药物长期服用会导致胎儿畸形，因而在备孕阶段就要停药或将此类药物更换成对胎儿影响较小的药物。例如在口服丙戊酸、异维 A 酸的女性在备孕期需停用这两类药物；使用华法林的女性可改服肝素。在批准用于临床的药物中，有 98% 的药物对于胎儿畸形的影响风险暂时还不确定。

7. 抑郁症患者药量控制

如果已经服药并且至少持续 6 个月只有轻微症状或者无症状的患抑郁症的女性如果准备怀孕，需在精神科医生的指导下逐渐减量到停药（每 1~2 周减 25% 的药量）。部分抗抑郁类药物有致畸风险，在准备怀孕前一定要与精神科医生沟通，再决定是否减量或者停药。此条也适合患有其他慢性病且长期吃药的姐妹们。

8. 用药指导

如果你现阶段正在口服某种药，那医生需要对你进行个体化评估，指导你用药，尽可能降低潜在的风险。医生不仅要考虑到用药对备孕的危险，还要想到停药后对母亲的危害以及是否有其他可以替代的药物。

9. 环境因素

备孕期间避免接触环境中存在的汞、铅、农药、干扰内分泌的化学物（如邻苯二甲酸盐、双酚A、多溴二苯醚等），等等。另外，化妆品（尤其是具有美白功效的化妆品）中如果含有铅、汞等元素，要避免使用或更换其他类型的化妆品。

10. 电磁辐射

姐妹们不必过于担心日常生活中接触到的手机、电热毯、微波炉、电脑等常见有电磁波辐射的物品对备孕及孕期的危害。实际上，目前还没有证据显示它们会对备孕和孕期产生不良影响。

11. 内科疾病的管控

已经患病多年或者孕前筛查出内科疾患的女性，在什么情况下才可以备孕，前面的章节已经详细讲述，这里便不再赘述。

除了评估和干预事宜，我将备孕前的准备工作简单总结为三个方面：生活习惯、孕前检查、药品预防。

一、生活习惯

戒烟戒酒；每天保证 7~8 小时的睡眠（研究发现，小于 6 小时的睡眠会影响到下丘脑功能，进而对卵巢功能有影响）；饮食均衡，改掉吃不健康零食、熬夜等不良生活习惯；注意卫生，勤洗手；避免吃未煮熟的肉类食物；在某些特定蚊虫传染疾病区建议采取防蚊措施；养猫的女性备孕期间更换猫砂时戴手套，避免接触猫粪；一周运动至少 3 次，每次至少半小时（每周不超过 5 个小时，且最好不要剧烈运动）；保持愉快心情，不要给自己太大压力（压力也会影响受孕）。

二、孕前检查

这是很多准妈妈关心的问题，我推荐的是：至少孕前三个月应该做妇科、体格、内分泌激素水平、B 超以及白带阴道分泌物培养、甲状腺功能、血糖、血压、性传播性疾病检查；孕前发现有阴道炎及时治疗；其余的血尿常规和肝肾功能等检查，如果每年定期体检的话可以不用重复。男方可以做个精液检查。

孕前检查的一个重要原因就是在怀孕前筛查出糖尿病、甲亢、甲减、高血压等疾病，并给予干预控制，降低此类型疾病给怀孕期母亲和宝宝带来的危害。

三、药品预防

中国人喜欢油炸烹饪，因此很多人叶酸摄入不足。推荐备孕女性至少孕前三个月开始服用叶酸，每天 0.4~0.8mg，避免胎儿神经管畸形。欧美妇产科专家甚至建议育龄期女性常规补充叶酸，究其原因是有 50% 的女性是意外怀孕，怀孕几个月后再补充叶酸可能已经错过最佳时机。

需要指出的是，怀孕前不推荐常规进行叶酸代谢基因多态性检测，因为临床意义并不大。

最后附上美国国家孕前健康与医疗保健倡议临床工作组的推荐意见：优质的孕前保健和准备应该在首次产检（也就是发现怀孕的第一次检查）时满足以下 9 个条件：

· 不抽烟。

· 没有未控制的抑郁。

· 没有性传播性疾病感染。

· 避免了接触导致畸形的药物和环境因素。

· BMI 指标正常。

· 血糖控制正常。

· 孕前三个月已经开始口服叶酸。

· 按计划进行了妊娠。

· 在怀孕 12 周前进行了首次产检。

12 孕前检查项目

楠楠是个新手准妈妈，孕期却检查出来乙肝大三阳，肝功能异常需要吃药控制，可吃药影响胎儿健康，全家人都不愿意。

在临床工作中，类似楠楠的情况并不少见，大家忽略了孕前检查，等孕期才发现疾病，吃药怕影响宝宝；若不吃药，疾病本身也会给妈妈和宝宝带来风险。

为什么医生反复强调孕前检查呢？

孕前检查是通过一系列检查和病史询问，识别怀孕后母亲和胎儿潜在风险的检查。

医生对这些风险进行干预，以便使怀孕过程更加顺利，让妈妈、宝宝获得最佳的结局。

如果患者发现问题后再进行干预处理，那可能需要数月才能达到标准，例如孕前减重、高泌乳素血症的控制等。因此推荐大家应该在有怀孕打算时就进行孕前检查，至少在怀孕前 3~6 个月进行。那么，孕前检查都有哪些项目呢？

一、女方需检查项目

1. 体格检查

体格检查包括孕前评估心脏、乳腺、肺部、甲状腺、腹部、口腔和生殖道的检查，以及测量血压和体质指数。

例如，孕前应去口腔科检查牙齿，如果有蛀牙，建议在怀孕前处理好后再备孕。因为不少孕妈在孕期蛀牙发作疼痛难忍，但因为担心药物影响小孩对用药犹豫不决，甚至会因为蛀牙感染诱发早产。因此姐妹们应在怀孕前处理好牙齿问题以绝后患。

2. 实验室或者影像学检查

· 抽血查血常规、凝血、肝肾功能、电解质、血糖。检查身体基本健康状态，有无贫血、有无血红蛋白病、有无凝血功能障碍、有无糖尿病等。

· 抽血查乙肝两对半、甲肝抗体、丙肝抗体、戊肝抗体、HIV抗体、梅毒抗体，目的是筛查有无梅毒、肝炎和其他性传播性疾病。这些疾病若不治疗，可能会降低我们的生育能力，造成胎儿先天性感染。

· 抽血查优生优育五项。包括巨细胞病毒、风疹病毒、单纯疱疹病毒（I+II）、弓形虫的抗体和其他病原微生物检查。备孕期间或孕期感染巨细胞病毒、风疹病毒、单纯疱疹病毒（I+II），可能会导致不孕、流产，甚至少部分会诱发胎儿畸形，因此检查的目的是为证实姐妹们近期是否有新感染或已经具备相关免疫力。弓形虫检查不做常规要求，如果你养宠物、经常吃生食、有职业暴露，就建议检查。

· 抽血查甲状腺功能。排除是否有甲亢或者甲减。

· 抽血查性激素水平。月经不规则的姐妹，建议检查性激素水平，排除妇科内分泌疾病。

· 心电图、胸片检查。评估心脏功能和肺部健康。

· 阴道 B 超检查。检查子宫、内膜和卵巢情况。

· 妇科白带检查。支原体、衣原体、淋球菌检查。排除这类性传播性疾病。

· 如有相关疾病史，可以酌情增加乳腺 B 超、肝胆 B 超、泌尿科 B 超检查。

3. 特殊情况

· 如果家族有遗传性疾病或者家族病史，可以进行相关基因携带的测试。

· 本身有糖尿病的女性，在怀孕前要控制好血糖，检查糖化血红蛋白。

· 患有苯丙酮尿症的女性，则需检查血清苯丙氨酸水平。根据检查结果，有这类疾病的姐妹在怀孕前和妊娠期需限制饮食中的苯丙氨酸摄入量。

·若女性处于铅暴露环境或者有铅水平增高的风险，需要在孕前检测铅水平。

·若有两次及以上自然流产病史，建议先去习惯性流产门诊评估检查后再备孕。

二、男方需检查项目

1. 精液检查
目的为了查看精子数量、密度、活力，检查前禁欲 3 天。

2. 查血
血常规、凝血、肝肾功能、电解质、血糖；乙肝两对半、甲肝抗体、丙肝抗体、戊肝抗体、HIV 抗体、梅毒抗体的检查。

3. 基因检查
若男方家族有遗传性疾病，建议进行基因检查。

孕前的烦恼

第
2
章

13 子宫内膜息肉会影响怀孕吗?

闺蜜娜娜在孕前检查时,发现了子宫内膜息肉。其实备孕前她并没有任何不舒服,子宫内膜息肉是做 B 超才发现的。子宫内膜息肉到底是个什么东西,会不会影响怀孕呢?备孕期的她该如何是好呢?最后无比纠结的她打电话向我咨询。

首先,我们来了解下子宫内膜息肉是什么。

其实子宫内膜息肉是子宫内膜的局部增生,主要由内膜腺体、血管、间质构成,大部分都像吊灯一样,长在我们的宫腔里面。人群中患病率为 7.8%~34.9%。发病率随着年龄增大而增高,35 岁以下女性发病率为 2%~3%,35 岁以后发病率增高到 20%以上。绝经前的女性患病概率高于绝经后女性。不孕症患者子宫内膜息肉的发病率,是正常女性的 2 倍左右。

那么产生子宫内膜息肉的原因是什么呢?

子宫内膜息肉的发病原因现在还不能完全明确。但目前研究数据认为,它和女性自身产生的雌激素、体外接触的雌激素的水平或者活性升高有关系。比如：

1. 肥胖

BMI 大于 30 的女性罹患子宫内膜息肉的可能性约为 50%，显著高于普通女性。

2. 长期接触或者口服雌激素

接受雌激素方案治疗疾病的女性患子宫内膜息肉的风险增高。

3. 他莫昔芬

据统计，那些接受他莫昔芬治疗的绝经后女性，子宫内膜息肉的发生率为 2%~36%。这些女性的内膜息肉多发、较大（大于 2cm）或者存在其他改变。

4. 遗传性非息肉病性结直肠癌

有遗传性非息肉病性结直肠癌的女性患子宫内膜息肉的风险增高。

子宫内膜息肉会恶变吗？

正常情况下，95% 以上的子宫内膜息肉都是良性的，只有小于 3.5% 的才会恶变。随着年龄增大子宫内膜息肉的恶变率增高，

65岁以上恶变率约为32%。而恶变率和个体差异（和基因有关）、年龄、自身健康基础情况（比如有没有合并肥胖、高血压、糖尿病等）、外部环境因素都是有关的。

子宫内膜息肉会有哪些症状？

子宫内膜息肉，大部分是没有任何症状的。多数是在体检、做B超、宫腔镜检查等情况下被发现的。

少部分子宫内膜息肉是因为引起异常子宫出血被发现，也称之为症状性子宫内膜息肉。

哪些子宫内膜息肉需要手术切除？

·有症状的。如果引起异常子宫出血，无论是否绝经都应该切除症状性息肉。

·没有症状的。如果满足以下任何一点也要切除息肉：绝经后的女性、患者存在子宫内膜癌的高危风险因素的、息肉直径大于1.5cm、多发息肉、不孕、息肉从宫颈脱出。

那么，哪些是子宫内膜癌高风险患者？

子宫内膜癌高风险患者包括：年龄偏大（50~70岁）、长期使用雌激素、多囊卵巢综合征患者、肥胖女性、糖尿病患者或者患有分泌雌激素肿瘤等。

如果有子宫内膜癌的患者需要手术，应首选宫腔镜下内膜息肉切除。盲刮可能会漏刮。

怎么去预防呢?

首先要保持月经规律,月经稀发的患者要积极治疗,不能老是让月经推后。

生育期女性,生小孩也是预防子宫内膜息肉的方法。有妇产科大咖开玩笑说,女人不生小孩,那么就等着生肌瘤和息肉吧。这虽然不是绝对的,但也说明生育的好处,因为孕期孕激素升高,对女性的子宫内膜起到一个非常好的保护作用。

除此之外,要培养健康的生活习惯,少吃外卖(塑料包装很多),多运动,提高自身免疫能力。虽然这貌似是一句空话,但是实际上,人体是一个整体,免疫能力和疾病就像弹簧,你弱它就强。无论你有哪一种基础疾病比如糖尿病、高血压等,都应该好好控制。毕竟,维持身体的健康状态、提高免疫力,才是预防所有疾病的王道。

慎用雌激素治疗方案。长期使用雌激素或者口服他莫昔芬的患者要定期随访子宫内膜情况。使用雌激素治疗的同时使用孕激素保护内膜。乳腺癌术后需长期口服他莫昔芬的患者也可以采纳切除子宫的方法,预防子宫内膜病变。

肥胖患者,要科学减重。

多囊卵巢综合征的患者,需要定期随访、规范治疗,并积极治疗月经稀发的症状。

子宫内膜息肉会影响怀孕吗？

一般情况下，体积较小（<1cm）又无症状的子宫内膜息肉不影响怀孕，且一年内自然消失率也较高（约为27%）。可以先随访，备孕前不处理。但是息肉合并不孕、不规则出血，或有体积较大、多发性息肉的女性备孕前建议行宫腔镜切除息肉。

最后，娜娜听取了我的建议，两个月后复查B超，发现子宫内膜息肉竟然消失了。真是可喜可贺！

14 宫颈糜烂要不要治疗？

闺蜜娜娜体检还发现了宫颈糜烂。糜烂这字眼儿听上去实在吓人。一想到那种厕所、街边小广告上宣传的"宫颈糜烂就是病，不治疗就不孕"吓得她魂不守舍，立马咨询我：到底备孕期要不要治疗？不治疗，是不是真的影响怀孕？

我们首先要知道什么是宫颈糜烂。

我们女性宫颈上覆盖了两种细胞：鳞状上皮细胞和柱状上皮细胞。鳞状细胞覆盖的地方靠近阴道，呈光滑状态；而柱状上皮细胞在宫颈管内，向外延伸，覆盖的地方呈现颗粒状，外观犹如糜烂一样。

因此，宫颈糜烂不是一种病，它只是一种状态，本质上是柱状上皮外移。

宫颈糜烂什么时候需要治疗？

宫颈糜烂是一种状态，一般不需要特别治疗。只有在罕见情况下，有过多黏液分泌物或者点滴出血，才需要治疗。患者在接受例如电烙术等治疗方法之前，一定要排除宫颈恶性疾病。

所以，某些不正规医院，打着宫颈糜烂的噱头进行的过度治疗是错误的。姐妹们一定要擦亮眼睛。

宫颈糜烂和宫颈癌有什么关系？

宫颈糜烂和宫颈癌没有直接关系。宫颈糜烂是生理表现，而宫颈癌是一种恶性肿瘤。宫颈糜烂不会引起宫颈癌。当然有时候早期宫颈癌会表现为宫颈糜烂状态，所以定期做宫颈涂片是非常必要的。

此外，很多姐妹在问，打 HPV 疫苗能预防宫颈糜烂吗？HPV 疫苗是预防几种 HPV 病毒的感染，从而预防这几种病毒引起的宫颈癌，和宫颈糜烂没有半毛钱关系。所以打不打疫苗，和宫颈糜烂不糜烂，根本八竿子打不着啊！敲黑板，姐妹们不要被黑心小广告给骗了呀！

经过我这样一分析，娜娜立刻明白了，该咋咋地，吃嘛嘛香，好好备孕。

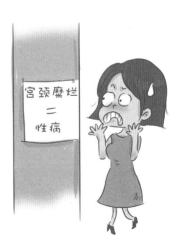

15 还没生小孩到底能不能做 LEEP 呢？

　　闺蜜娜娜前面子宫内膜息肉的事情才刚结束，结果又发现宫颈有息肉，当地医院叫她考虑下 LEEP，但据说做了会影响怀孕。那到底要不要做，做了影响怀孕该怎么办？作为天秤座的她，又开始摇摆不定，对我进行电话轰炸。

　　回答这个问题前，先来看看什么是 LEEP。LEEP 是英文 "loop electrosurgical excision procedure" 的缩写，中文名叫环形电切术，也被称作移行带大环形切除术。

　　如果把有问题的宫颈比作坏了一小块的苹果，那么 LEEP 的作用就好比，用一把带电的刀将苹果坏掉的一小块挖掉，并同时检查看看挖掉的一块已经损坏到哪个程度了。因此 LEEP 不仅仅可以切除病灶进行治疗，还可以明确诊断。切除的组织会送病理检查，看病变到底达到哪个阶段了，属于诊断治疗为一体的检查方法。它主要用于治疗宫颈癌前病变、持续性低级别病变，以及一些良性病变，比如有严重症状的宫颈外翻等。电切后，虽然宫颈上切掉的部分会逐渐长好，但是有些病人会出现瘢痕以及宫颈功能不全等问题。所以还未生育、有生育打算的女性在选择

LEEP 的时候要把握好手术的指征，三思而行。

那么，还未生小孩儿的姐妹们，到底能不能做 LEEP？

答案不是绝对的，需要综合考虑。比如，你只是宫颈息肉，并未考虑癌变，可以随访或者做宫颈息肉钳摘除术。如果你是高度怀疑宫颈高级别上皮内病变，或是宫颈癌高风险患者，那么该做还是得做，因为在生命和生育之间做个选择的话，答案是显而易见的。

目前研究数据显示，LEEP 治疗虽然可能会增加妊娠中期流产和足月前胎膜早破的风险，但不会影响生育力（不会引起不孕），不会增加围生期胎儿死亡的风险。同时，LEEP 治疗后引起的早产也多在 34 周之后，新生儿的预后相对较好。比起冷刀锥切术，LEEP 治疗更为安全。

如果你很纠结，那么就到正规权威医院，找靠谱医生，根据医生给出的建议再做决定吧。

做完 LEEP 后什么时候能怀孕？

做完 LEEP 之后，4 周内不能有性生活。很多专家认为，考虑到宫颈功能恢复的问题，最好是在 1 年后再怀孕。

国外曾经对 8000 例接受过 LEEP 治疗的女性进行随访，发现术后一年内怀孕的女性早产发生率并没有比一年之后怀孕的高。另外一项包含 596 例患者的回顾研究，发现 LEEP 治疗后怀孕时间间隔大于 12 个月的患者孕期自然流产的发生率比 12 个月内就怀孕的患者低，但是两者的早产发生率并没有明显差异。

因此，很多宫颈高级别病变做 LEEP 的女性，年龄偏大，继续等下去的时间成本很高。那么急迫要怀孕的女性，可以在医生指导下，术后 3~12 个月开始备孕。

在备孕前，可以做一个超声检查，测量下宫颈管的长度。

做完 LEEP 后的怀孕期，需要注意点儿什么？

考虑到 LEEP 后，宫颈可能会受到影响，而宫颈的长度和早产关系密切。孕早期胎儿不大，大部分的孕妈宫颈的长度都是正常的。随着孕周增大，宝宝发育，宫颈会出现缩短的现象。

研究统计，接受过一次 LEEP 手术的孕妈，早产多发生在 34周之后，而宫颈长度监测只持续到 32 周，因此国外的专家并不推荐做过 LEEP 的妈妈们，在孕期常规监测宫颈的长度。

只有做过 2 次及以上 LEEP，或者手术时切的深度大于 1cm时才会建议孕期监测宫颈长度。

需要监测宫颈的长度的妈妈们，应该在妊娠 16~32 周，每 2周检查一次宫颈的长度。如果有条件，可以在怀孕 22 周后增加宫颈、阴道分泌物胎儿纤维连接蛋白（fFN）的检测，以便明确早产风险，并及时应对。

做完 LEEP 后需要进行宫颈环扎术吗?

宫颈环扎术,就是将宫颈环形捆扎起来,防止其在怀孕期间自发扩张。根据孕妈情况通常分为三种环扎:第一,预防性环扎。例如有 3 次及以上孕中期流产或早产史,建议孕 12~14 周时手术。第二,紧急环扎。例如妊娠中期排除已经临产、感染等情况,查体发现宫口已开,无环扎禁忌,可以环扎保胎。第三,应急环扎。根据既往早产病史,24 周前宫颈管小于 25mm 的单胎妊娠孕妈可以考虑环扎。

单纯 LEEP 后,不一定要做宫颈环扎,只有当宫颈明显缩短、孕期宫颈有无痛性扩张(就是宫颈口开了你没有任何感觉)时,医生才会考虑宫颈环扎术。宫颈环扎后,一般在孕 37 周或者以后拆除环扎的缝线。

经过我的解释,娜娜恍然大悟,再去当地权威医院复查,发现自己身上的只是一个小宫颈息肉而已,于是果断拒绝了 LEEP,选择了息肉摘除术。在门诊,医生几分钟便给她做完手术,当天她就放心地回家了。

16 支原体感染该怎么办？

　　有些姐妹在备孕前做检查，发现支原体感染，这下慌了，秒变十万个为什么。支原体感染能在备孕期间治疗吗？会影响怀孕吗？到底该如何是好？不必慌张，且听 Jojo 给你细细道来。

一、女生的阴道是个小生态

　　正常女性的阴道内不是无菌环境，存在多种微生物，如乳杆菌、棒状杆菌、支原体、假丝酵母菌等。

　　正常情况下，微生物处于一个平衡状态，但平衡被打破时，就引起了阴道感染。具体的可以细化成霉菌性阴道炎、细菌性阴道炎以及支原体阴道炎等等。支原体感染的类型主要包括人型支原体、解脲支原体和生殖支原体。解脲支原体为最常见的感染类型。

二、支原体感染会影响怀孕吗？

　　支原体是一种原核微生物，处于细菌和病毒之间，没有特定的易感人群，主要通过性接触传播（支原体感染不等于性病或者私生活混乱哦）。需要明确的是，支原体可以定植在正常人体的泌尿生殖道内，并且有高达 40%~80% 的定植率，大部分不会引起任何不适症状。也就是说，它大概率能与你和平相处，并且不引起疾病。

有症状的患者，主要表现为下腹痛、尿道或者阴道瘙痒灼痛、分泌物增多、尿路刺激症状（尿频、尿急、尿痛）等。所以说，只是在泌尿生殖道内发现支原体，且你自己无任何不舒服感、无症状时，不需要治疗。在备孕阶段，无论夫妻任何一方查出支原体阳性，如果没有任何不舒服都不需要治疗；若女方查出支原体阳性，且有症状，则需要治疗，等治疗后不舒服消失方可备孕；若男方备孕期间查出支原体阳性，且有症状，或精液检查异常，则需要治疗，而且女方应该同时治疗。

三、支原体感染应该怎么办？

支原体感染主要通过口服抗生素治疗。临床上经常用到治疗支原体的药物包括: 阿奇霉素(孕期可用)、多西环素、左氧氟沙星，等等。备孕期间记得遵医嘱服药。

治疗期生活方面，禁止性生活，规律饮食和作息，勤换内裤。

另外, 有辅助生殖科医生建议, 在治疗期间, 虽然禁止性生活, 但男方需定期排精一次（5 天左右）。

如果患者治疗后，不适症状消失，复查培养结果仍然显示支原体阳性，也先别慌张。这时候即便是支原体阳性对备孕的影响也不大，正常备孕即可。有部分女性，是支原体携带者，只要支原体不作乱，就可以照常生活和备孕。

17 同房后出血到底是怎么回事?

半夜,一备孕的患者突然给我打电话,说她患癌了!

仔细询问原因,原来是她和老公最近备孕,同房后出现出血的状况。上网一查,全是什么宫颈癌之类的广告和帖子,着实把她吓得要死,觉得自己命不久矣,可惜尚未留下一儿半女的,于是去医院前把遗嘱都给立好了。

我完全能理解该患者的心情,在门诊也时常遇到这类同房后出血,忐忑不安前来就诊的病人。

因为患者对出血原因未知,加上网络的解析加重了焦虑,内心就会无比恐慌,这让很多患者没来就诊前就已经诚惶诚恐了。

对于同房后出血,如果我们了解它,可能就不会因此惊慌失措了。

一、什么是性交后出血?

性交后出血主要是指性生活时或者性交后出现的、与月经周期无关的、点滴样出血或者流血。

同房后出血尽管不是非常常见,但也不是罕见的现象。

国外有研究者统计过，在妇科门诊就诊的女性中，有 5% 的病人是因为同房后出血来就诊的。

成年女性同房后出血的 2 年累计发现率为 8%。也就是有 8% 的女性在 2 年内，可能会出现同房后出血。

二、什么原因会引起同房后出血呢？

1. 最常见的原因为非恶性病变

·宫颈柱状上皮外翻，也就是我们通俗说的宫颈糜烂。宫颈柱状上皮外翻，通常是没有任何症状的，有症状的女性主要表现为分泌物异常，少部分表现为同房后出血。

同时，长期口服短效避孕药和怀孕的姐妹容易出现宫颈柱状上皮异位。

·宫颈息肉。

·宫颈炎的患者会出现脓性或者黏液性分泌物。这类多和衣原体感染有关系。

2. 最严重的原因为宫颈癌

注意，这里的用词是，最严重原因，而不是最常见原因！

据统计，有 11% 的宫颈癌患者有同房后出血的症状。其中，宫颈鳞癌比宫颈腺癌更容易引起同房后出血。

3. 其他少见的原因

· 生殖器官脱垂。

· 阴道和子宫内膜的问题。

· 下生殖道的良性脉管肿瘤，如血管瘤、淋巴管瘤、局限性淋巴管瘤、血管瘤病和动静脉畸形等。

三、出现同房后出血该怎么办？

一旦出现同房后出血的现象，是无法自己找到原因的，与其胆战心惊地上网查询，还不如及时就医，让医生帮你解决问题。

来医院后，需要做哪些检查？

首先，详细说明医生询问的病史，包括：出血的时间、是同房时还是同房后、确定出血来源。利用避孕套排除血精。

确定是宫颈出血还是子宫出血，告知月经情况，是否有月经间期出血。最近是否口服活血药物，是否伴有身体有其他部分出血（瘀斑，排除血液系统引起全身出血）。有无感染性的症状，例如疼痛、阴道分泌物异常等。

其次，体格检查：

查看阴道及宫颈情况，是否有宫颈柱状上皮异位、息肉、宫颈炎或者生殖器官脱垂。

最后，化验检查：

·尿 hCG（hCG 中文名叫人绒毛膜促性腺激素）。尿 hCG 可排除妊娠相关引起的出血。我不止一次，遇到同房后出血的患者，其实是孕早期见红。

·宫颈癌筛查［TCT（中文名液基薄层细胞检测）和 HPV（人乳头瘤病毒）］，可排除宫颈癌，近期如果查过可以略掉。

·宫颈分泌物检查（细菌、支原体、衣原体、淋球菌检查）。

·必要时选择 B 超，排除内膜息肉等。

·必要时选择阴道镜检查。

需要强调的是，所有女性、性交后反复出血或持续存在出血现象、性交后出血持续超过 4 周的 35 岁以上的女性，以及存在特定细胞学异常的女性，推荐阴道镜检查。

因为曾经在一项对 314 例同房后出血女性的研究中，有 2 例宫颈外观正常且宫颈涂片也正常的女性，后经阴道镜检查发现患上宫颈癌。

一般来说，经过以上病史询问和检查，都能找出同房后出血的原因。

如果以上检查完毕，还不能找出同房后出血的原因，而出血的情况持续存在或在月经间期也出现，则需要考虑宫腔的问题。必要时需要进行宫腔相关的检查（如宫腔造影）来明确是否有子宫内膜息肉引起的同房后出血。

四、同房后出血怎么治疗？

同房后出血的原因很重要，医生需根据原因对症处理。

大多数的同房后出血症状会自行缓解。

一般情况下，宫颈柱状上皮异位（宫颈糜烂）不需要治疗。只有宫颈柱状上皮异位引起黏液分泌物或点滴出血，才需要治疗。且治疗前，需排除宫颈恶性疾病。

宫颈息肉患者需根据宫颈息肉的大小和症状，进行宫颈息肉切除术。

对于发现宫颈癌前病变或者宫颈癌的患者，医生需根据具体情况进行处理。

孕期必备技能

第 3 章

18 产检项目、时间、流程全知道

产检是确保能够分娩出健康的宝宝，同时将妈妈的风险降到最低的重要手段。

我们推荐的产前检查应该在早期妊娠开始，建议 6 周左右进行怀孕后第一次检查，检查时间最好不要晚于 10 周。

领好社区妇幼所的小卡（孕妇手册）同时就可以准备在医院建大卡，进行接下来的孕期正式产检了。

大部分医院的孕期产检一般是在怀孕 28 周内每 4 周一次，在怀孕 28~36 周每隔 2 周一次，在怀孕 36 周之后每周一次，直到分娩。如果孕妇怀孕 41 周仍未分娩则需住院。因此没有特殊情况的孕妈，如果怀孕到 41 周，会进行 11~16 次正式产检。如果孕妈有特殊情况或者合并症，其产检次数就会酌情增加。

初次产检

一般孕妇在怀孕 12 周左右进行第一次正式产检。除了小卡（孕妇手册）外，孕妇需要带上身份证和第一次 B 超的结果（8 周左右做第一次 B 超）。

需要提醒的是，早孕建卡门诊需提前预约。

第一次产检需明确一些指标的早期水平情况，例如血压、体重、有慢性疾病的孕妈们的实验室检查评估。

检查项目：

1. 病史问诊

医生可能会问到准妈妈的年龄、职业、月经情况及末次月经时间、以前的孕产经历、流产史、避孕情况、疾病史、药物过敏史、生活习惯、家族遗传病史等。

2. 量身高、体重、血压

测量身高和体重，计算 BMI 指数，测量血压。

3. 身体各个部位检查

观察发育、营养和精神状态，检查心脏、脊椎、下肢、乳房等有无异常。

4. 妇科 B 超检查

核对胎儿孕周及预产期。一般孕妇怀孕 12 周以上可以直接做腹部 B 超，不需要憋尿。

5. 抽血

检查项目包括血型、血常规、肝功能、尿检、乙肝、丙肝、艾滋病、梅毒、血糖、尿常规等。甲状腺功能之前未检测的，这个时候需要补充检查。

6. 心电图检查

心电图检查可测量心脏中的电活动，从而记录心率和心律。给孕妈做心电图是为了了解其心脏的健康状况。

7. 筛查地中海贫血

广东、广西、海南、湖南、湖北、四川、重庆等地区的宝妈需要筛查地中海贫血。如果有家族遗传疾病的可能，医生会增加相应的血液检查。

8. 备选检查

妊娠 11~13^{+6}（13 周加 6 天）周超声检查胎儿颈项透明层厚度。

9. 备选抽血检查项目

早孕期非整倍母体血清学筛查（10~13^{+6}周）、糖耐量筛查（高危孕妇）、抗 D 滴度检查（Rh 阴性者）。

提示：

大家常说的"建小卡"，也就是孕妇手册，在社区卫生服务中心建卡，由妈妈们自己保管；"建大卡"和分娩相关，也就是一般你在哪家医院建大卡就在哪里分娩，如果中间想要换医院，必须要将大卡转入到下家医院去。大卡是医生用来记录准妈妈们每次产检结果的，由医院保管。

第一次去建卡，一般来说，医生不要求孕妈们空腹（考虑排队时间长、空腹低血糖等问题）。即便是需要抽空腹血，也是前一天开好，第二天早上再空腹去检验科抽血处拿号抽血。等到结果出来，再遵医嘱过来复查。

第二次产检（孕 16 周左右）

孕中期产检，是每 4 周检查一次。

第二次产检，最重要的项目是唐氏筛查。

医生会先分析首次产检的检查结果如何，然后进行下列检查：

1. 常规检查

听胎心、测血压体重、测宫高腹围。

2. 中孕期胎儿非整倍体筛查

胎儿畸形的相关检查，可供选择的有中孕期非整倍体母体血清学筛查（俗称中唐筛查，15~20 周）、无创产前筛查（俗称无创 DNA，12~22^{+6} 周内检查）或羊膜腔穿刺检查（俗称羊水穿刺，16~22 周检查）。前两者是筛查手段，如果结果提示唐氏高风险，还需要进一步做羊水穿刺明确诊断。

羊水穿刺是确诊手段。年龄大于 35 岁的孕妈，一般会建议做羊水穿刺。

小提示：不管哪一种检查、筛查都需要提前预约。

第三次产检（孕 20 周左右）

正式建好产检卡后，产检要根据流程来。下面是某医院的产检流程示例：

产检流程

· 带上你的小卡。

· 拿好上次的检查报告。

· 挂号（普通或专家号）。

· 取好你的大卡。

· 称体重、测血压。

· 找护士登记、预约（大卡、小卡）。

· 去医生处进行产检。

· 付费。

·做检查（抽血、B 超等）或取药。

·产检结束，把大卡放回医院的指定位置。

产检流程，每个医院都会有相应的调整，请遵照产检医院规定执行。

20 周的检查项目包括：骨盆测量、白带检查、支原体、沙眼衣原体、淋球菌检查、TCT(宫颈细胞学)检查、尿常规、胎心听诊、宫高及腹围测量，并且需预约 24 周的 B 超大排畸和妊娠期糖尿病筛查。

备选检查：阴道超声测量宫颈的长度（早产高危）。

第四次产检（孕 24 周左右）

1. 常规检查

·测量体重和血压

·查宫高、腹围、尿常规，听胎心。

2. 口服葡萄糖耐量试验（OGTT 检查）

OGTT 检查主要是检查孕妈有没有妊娠期糖尿病。

要抽三次血，分别在空腹，喝含 75g 葡萄糖的糖水后 1 小时、2 小时抽血检查血糖水平。

做葡萄糖筛查前一天晚上 8 点以后不要进食，水也少喝。喝糖水后最好也不要喝其他水了。等到三次抽血结束之后，再吃早饭。

举个例子，如明天抽血，今晚 8 点开始禁食、禁水（或者喝少量的水）。第二天早上 8 点前空腹抽第一次血，然后 8 点时在 3~5 分钟内喝完糖水，9 点抽第二次血，10 点抽第三次血，三次抽血结束就可以吃早餐了。

喝糖水，要在 3~5 分钟之内喝完，不能太急也不能太慢。

3. 大畸形排查

B 超大排畸主要检查胎儿的小脑、上唇、心脏四腔结构、脊柱、腹壁、胃泡、膀胱、长骨、双肾这 9 项结构。B 超是影像学检查，主要查看宝宝在身体结构上是否有先天性异常，可查出是否有唐氏综合征（俗称先天愚型）、神经管畸形、18- 三体综合征胎儿畸形。B 超提示异常，会被要求进一步检查。

在做大畸形排查的时候，可能会遇到一个问题，就是宝宝位置不佳的问题：脸朝宝妈脊柱、背对着 B 超探头。这时候 B 超医生会看不清楚，宝妈们不用紧张，可以走动半小时再去 B 超室复测。

产检做完，要提前预约下次 28 周产检需要做的 B 超。

本次产检期间的备选检查项目包括：

（1）抗 D 滴度复查（Rh 阴性血）。

（2）宫颈阴道分泌物胎儿纤维连接蛋白检测（宫颈长度为 20~30mm 者）。

第五次产检（孕 28 周左右）

常规检查：

· 检查宫高、腹围，听胎心。

· 测量体重和血压。

· 尿常规检查。

第六次产检（孕 30 周左右）

常规检查：

· 检查宫高、腹围，听胎心、查胎位。

· 测量体重和血压。

· 尿常规检查。

本次产检需要预约 32 周的 B 超检查。

第七次产检（孕 32 周左右）

1. 常规检查

· 检查宫高、腹围，听胎心、查胎位。

· 测量体重和血压。

· 尿常规检查。

2. 心电图、肝胆B超、产科B超

产科B超增加了脐血流检查。

3. 抽血

抽血包括血常规、空腹血糖、餐后2小时血糖、糖化血红蛋白、前白蛋白、血脂情况、乙型肝炎抗原、梅毒血清试验、艾滋病抗体检查等。

4. 孕期水肿情况

在孕周满28周以后，医生还要检查准妈妈是否有病理性水肿现象。准妈妈的子宫增大到一定程度，可能会压迫到下肢静脉影响回流，引起下肢水肿。水肿可分为生理性水肿和病理性水肿，大家可以参考本书专门章节。

教孕妈一招判断自己是否下肢水肿：大拇指压脚踝处，当大拇指压下后，皮肤会明显地凹下去，形成一个坑，并且短时间不能恢复，就表示有水肿现象。

第八次产检（孕34周左右）

常规检查：

称体重、量血压、问诊、查宫高腹围、听胎心、查尿常规、查胎位等。

此次产检完，需要同时支付下一次产检的费用，包括 36 周需要做的抽血检查、心电图、产科 B 超（包含脐血流检查）费用。并提前预约 36 周的 B 超检查。

第九次产检（孕 36 周左右）

从第 36 周开始，每周产检 1 次。

1. 常规检查

测量血压、体重、宫高、腹围，听胎心，查胎位，查尿常规，做产科 B 超。

2. 胎心监护

一般从 36 周开始，每次产检会加入胎心监护，每次约 20 分钟。特殊情况会提前到 32 周开始做胎心监测。

3. 抽血检查

内含血常规、尿酸、血脂、血糖、胆汁酸以及 GBS（链球菌）等检查。

第十次产检（孕 37 周左右）

1. 常规检查

测量血压、体重、宫高、腹围，检查尿常规，听胎心，问诊，检查水肿情况、胎头位置及入盆情况。

2. 胎心监护

产检完之后，付款并预约下一次 38 周的 B 超检查。

3. 备选检查

宫颈检查（Bishop 评分），查看宫颈成熟情况。

第十一次产检（孕 38 周左右）

1. 常规检查

测量血压、体重、宫高、腹围，检查尿常规，听胎心，问诊，检查水肿情况、胎头位置及入盆情况。

2. 胎心监护

胎心监护，简称胎监。是孕晚期和分娩时用来评估胎儿宫内安危的重要手段。胎监时，用两根有弹性的带子，将胎监的探头绑在孕妈的肚子上，探头可以记录孕妈的宫缩和宝宝的心跳次数。

做胎监的时候，孕妈只需要保持放松状态就可以了。

3. 产科 B 超检查（包括脐血流检查）

此次产检完，支付下一次 39 周的抽血检测费用。

4. 备选检查

宫颈检查（Bishop 评分），查看宫颈成熟情况。

第十二次产检（孕 39 周左右）

1. 常规检查

测量血压、体重、宫高、腹围，检查尿常规，听胎心，查胎位，检查水肿情况、胎头的位置及入盆情况。

2. 胎心监护

在胎监的 20 分钟内，宝宝的心跳应维持在 110~160 次 / 分钟，并且宝宝至少有两次在活动时胎心率加快。

3. 抽血检查

产检完，付费，预约 40 周产检时需做的产科 B 超检查（包括胎盘脐血流检查）。

4. 备选检查

宫颈检查（Bishop 评分），查看宫颈成熟情况。

第十三次产检（孕 40 周左右）

1. 常规检查

测量血压、体重、宫高、腹围，检查尿常规，听胎心，检查水肿情况、胎头位置及入盆情况。

2. 胎心监护

医生会根据产检情况，增加相应的产检频次和做胎心监护的频次。

3. 产科 B 超（包括胎盘脐血流检查）

产科 B 超可以了解宝宝的发育情况、胎盘状态、羊水情况等。

4. 备选检查

宫颈检查（Bishop 评分），查看宫颈成熟情况。

如果怀孕过了 40 周仍然没有分娩，医生会根据孕妇的胎心监护、B 超等情况，在 40 周之后将其收入院，准备引产。

如果孕妇产检期间有特殊情况，或者有一些合并症，医生会提前让孕妇住院，制订分娩计划。

产检过程中注意事项：

不同医院，产检流程和频率会略做调整，所以一定要紧跟自己产检医生的思路。

WHO 建议产检次数至少 8 次，我国《孕前和孕期保健指南（2018 年）》推荐产前检查孕周分别为：孕 6~13^{+6} 周、14~19^{+6}、20~24 周、25~28 周、29~32 周、33~36 周，37~41 周（每周一次），一共 11 次。根据孕妈个体情况，适当增加产检次数。

一般情况下，产检医生通常会在检查结束时，把下一次产检需要做的验血、尿检、心电图、B 超检查单开好。孕妈回家前支付费用，那么下一次产检就可以直接先去做好尿检、验血、B 超检查，拿到结果再去找医生产检。大部分医院的 B 超都需要提前预约。离开医院前，记得预约。

准妈妈去医院进行产检时要穿舒服宽大的衣服，带齐身份证、挂号卡、医保卡、银行卡等证件，并准备少量零钱。

梅毒活动期、乙肝大三阳和 HIV 病毒携带的孕妈，需要转诊到指定的医院产检、分娩。HIV 病毒携带的孕妈，在孕期进行阻断治疗，有 2/3 可能性分娩出一个健康的宝宝。

19 怎么挑靠谱又专业的产检医院？

　　闺蜜娜娜在老家，刚怀孕 3 个月就面临在哪里产检的问题。老家有好几家非常不错的大医院，一时间无法做决定，想要听听我的意见。

　　其实，怀孕后挑选医院产检，还真是一门学问，有很多医生才会知道的细节。

　　PS：我会如实推荐，不会王婆卖瓜自卖自夸。

　　首先，看医院的分娩量和经验。

　　产检的医院，往往是你将来会在那里分娩的医院。因此该医院必须要有丰富的诊疗经验，要擅于处理产后出血等分娩突发状况。曾经有某医院产科患者分娩后大出血，但该院医生不会切子宫，只能立刻从我们医院找医生救援。

　　医院还必须具备急诊手术剖宫产的设备和条件，以便于妥善处理顺产分娩时需要急诊剖宫产的突发情况。千万不要挑选那些无急诊剖宫产手术设施的医院去产检和分娩。

　　这些怎么看呢？看医院的产科门诊量就知道了。

　　其次，如果你有妊娠期严重合并症或者怀孕前就有内外科疾病，那记得挑选综合实力强，也就是内科、外科也不错的医院。这样一旦你孕期出现心脏病、高血压或者其他科的疾病时，可以通过多科医生合作会诊的方式解决问题。

　　另外，如果孕妇有早产病史、多胎妊娠或者胎儿有先天性疾病，需分娩后处理，那这类孕妈最好选经验丰富、同时有危重新生儿救治中心的医院产检，因为这类孕妈容易早产，宝宝出生后需抢救治疗。

　　最后，如果附近有好几家医院都符合以上条件，那么 Jojo 建议你选择一家离你自己最近的医院。这样不论产检，还是分娩后，都方便很多。

　　选好医院之后，孕妇面临如何挑医生的问题。其实，能够在大医院产科门诊出诊的医生都是具有资历、符合规范的。当然不少孕妈有相关点评医生的 APP（应用软件），这些点评仅可作为参考。

　　友情提醒，选好医院和医生之后，孕妈们需要信任医生并配合医生做好产检，这样才能快乐怀孕，顺利分娩哦！

20 如何准备待产包？

现在孕妈都非常细心，都希望在产前准备好待产包，只要一发动就可以直接"拎包入住"产房，准备分娩。因此，孕后期的孕妈们，在门诊问得最多的问题之一就是：待产包里该准备点儿什么。

提前备好待产包肯定不是一件坏事。

待产包不用特意很早准备，最好在怀孕 37 周以后着手准备。待产包里准备的东西分为两大类别：一类是就诊住院需要用的东西，另一类是分娩前后需要用的物品。

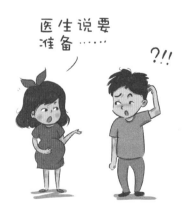

第一类，就诊住院需要准备的东西。我将其整理成一个口诀，"伸手要金卡"。

"伸"指的是身份证（谐音）。"手"指的是两个物品：手机和产检手册。"要"指的是家门钥匙（谐音）。"金"指的是少量现金。"卡"指的是：医保卡、挂号卡、银行卡。出门前，背一下口诀，"伸手要金卡"，检查有无遗漏。

这部分东西，是就诊住院需要用到的，非常重要，最好不要遗漏。随着医疗服务水平提高，很多医院还提供移动充电宝，所以孕妈们根本不用担心手机没电的问题。

第二类，分娩前后使用的物品。这一块，又分为妈妈使用的物品和宝宝使用的物品两类。

妈妈使用的物品包括：产妇产褥垫两包、卫生巾两包、湿巾纸一包、卫生纸一卷、几条内裤、个人洗漱用品（3条毛巾、牙刷、吸管、拖鞋）、几条巧克力以备分娩时补充能量。

有条件的可以先买好吸奶器。吸奶器可以定时吸奶、排空乳房，不用等到宝宝饿的时候才排奶，避免了涨奶的问题。很多孕妈给我的反馈是，双侧吸奶器效率会略高一点儿，因为双侧吸奶器不会像单侧吸奶器那样出现一侧吸奶，另外一侧在漏奶的问题。

收腹带，并不是每个妈妈都需要准备的。对于剖宫产的孕妈，收腹带可以在下床时保护伤口，减少牵拉疼痛。顺产的孕妈如果分娩完子宫仍然大，活动时晃动明显，就可以使用收腹带固定一下。除此之外，顺产的孕妈可以不使用收腹带。要谨记一点，收腹带的作用，并不是帮助各位孕妈瘦身哦。

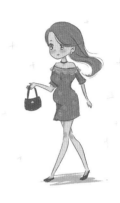

一件薄外套。医院会给各位分娩妈妈提供病号服，并定期换洗。如果是冬天，家人最好给孕妇带一件薄外套（冬天医院内有中央空调），以便孕妇下床活动时穿脱。

哺乳式文胸 2~3 个、防溢乳垫 1 盒。哺乳式文胸方便母乳喂养。防溢乳垫能够吸收溢出来的乳汁，随时保持乳房清洁。

大部分医院配有产妇套餐，套餐内就包含餐具，所以不用再将锅碗瓢盆带到医院，麻烦又占地方。医院病房也是不可以自己做饭的哦！

宝宝需要的物品有院内换洗的衣服（医院会提供），另外准备宝宝用的湿巾纸 1 包、小勺子 1 把、纸尿布 2 包、方巾 2 条、棉花棒 1 盒、宝宝连体衣服 1 套（出院时穿）、宝宝包被 1 套、袜子 3 双、护臀膏 1 盒。

PS：产包里不用准备婴儿沐浴露、婴儿枕头、婴儿手套，因为根本用不上！

第二类的物品，只要带了手机，能付钱，在医院周边甚至医院内的小商店就可以直接买到，所以分娩前没有准备好这部分东西，也没有大问题。

21 如何"长胎不长肉"?

很多女明星生完宝宝后,身材和怀孕前没有差别。不少准妈妈羡慕不已,猜测明星是不是有"长胎不长肉"的秘诀!

"长胎不长肉"也就是孕期肉只长在宝宝身上,但孕妈不长胖。

其实绝对的长胎不长肉,在真实世界里是基本不存在的。孕期孕妈适当增长体重既有利于宝宝的发育,又能为妈妈分娩做好准备。

但是,大家也不要心灰意冷。孕期控制体重适宜地增长,产后能更加迅速恢复身材,也是"长胎不长肉"的另外一种诠释。

从这个角度出发,"长胎不长肉"并不是一件非常困难的事情,也并不是女明星的专属。

废话不多说,今天我就分享那些女明星们"长胎不长肉"的三招秘诀。

秘诀一:明白孕期体重增加多少是合理的。

随着孕周增大,胎儿发育、子宫增大、组织间液增加、血容量增多,外加胎盘羊水生长,导致准妈妈的体重攀升。但这也是我们孕期身体的适应性调整。

因此，不要因为孕期体重增加而懊恼，因为孕期体重增加的情况是我们产科医生产检时衡量母婴健康的一个重要参考指标。

孕期体重增加的合理范围，是由孕前的 BMI 决定的。

孕妇体重增长推荐表

孕前体重分类	BMI	孕期总体重增加范围（kg）	孕中晚期体重增加速度（kg/ 周）
低体重	<18.5	12.5~18	0.51（0.44~0.58）
正常体重	18.5~24.9	11.5~16	0.42（0.44~0.58）
超重	25~29.9	7~11.5	0.28（0.23~0.33）
肥胖	>30	5~9	0.22（0.17~0.27）

例如，孕前体重正常的准妈妈，怀孕后前 4 个月最好不要增重。如果孕早期有体重增加的情况，那体重增加量以不超 2kg 为宜。同时，孕妈要根据上表将孕期体重增长的余额放在孕后期，并缓慢增加体重。

孕妈每周体重增加量平均控制在 450g，不超过 500g。按美国医学研究所（IOM）推荐，体重正常的女性在整个孕期体重增加的建议标准是 12~13kg。但是对于中国女性，参考日本的孕期体重增加标准，整个孕期增加 8~10kg 体重可能会更合适一些。在分娩后 6 周内会将孕期增加体重的 50% 减掉，剩余增多的体重会在半年内减掉。

秘诀二：清楚能量摄入量，饮食均衡合理。

要想孕期体重增长不超标，那就要注意摄入的饮食。

孕期饮食有个原则叫"均衡、全面、健康、适量"。推荐各位准妈妈们少吃多餐，每餐吃七八分饱。

因为孕早期宝宝需要的营养和能量都较少，所以孕妈在孕前 4 个月按照以往健康的饮食即可，不需要额外增加能量。等到怀孕 4 个月之后，孕妈可以在怀孕前的基础上每天增加 200kcal（1kcal ≈ 4185.81J）的热量。

很多准妈妈孕期体重没控制好，一个重要原因就是记住了多餐但忘记了少吃。

总体饮食热量超标是导致孕期肥胖的重要原因。例如 200kcal 就相当于一杯牛奶外加一根香蕉，其实并不是很多哦。

根据孕前体重的情况，孕妈每天摄入的主食应为 200~450g，这些主食占孕妇吃到肚子总能量的 50%~60%。

在主食方面，我推荐粗细粮搭配。

适当增加粗粮，如糙米、黑豆、玉米、薏仁、小米，等等。因为粗粮富含丰富的膳食纤维，能降低糖、脂肪的吸收，控制血糖水平，预防和改善便秘。

但粗粮也不是越多越好，粗粮占每日主食的 1/3 到 1/2 是比较合适的。

孕中晚期开始增加多样化的优质蛋白，例如鱼、禽、蛋、瘦肉和奶制品等，每天增加蛋白质 15g。

例如每天 1 个鸡蛋，1~2 块掌心大小的瘦肉，1~2 块掌心大小鱼肉。

脂肪占饮食热量的 25%~30%，可以适当多吃些鱼类水产品尤其是深海鱼。

饮食方面还要记住每天摄入的水果为 200~400g（一颗苹果差不多就有 200g 了）。水果的品种可以多样化，但是总量别吃超标。

很多孕妈孕期血糖控制不好、体重飙升的重要原因就是吃水果的量超标。

如果孕妈对身体要求比较严格，那可以做个孕期饮食日记，记录饮食、体重增长情况，并根据胎儿发育和自身体重增长情况来调节饮食。

秘诀三：管住嘴的同时，记得迈开腿。

想要"长胎不长肉"，另外一个要素就是迈开腿。

孕妈应在孕中晚期开始进行安全的中强度运动，并根据身体状况每天运动 30~60 分钟。运动不仅可以缓解我们孕期的腰酸等身体不适，还能改善睡眠、控制血糖以及体重的增长。

孕妈可以根据自己的喜好选择孕期运动。医生比较推荐的孕期运动是散步、慢步跳舞、孕妇体操、瑜伽和游泳等。

孕期不适合做那些容易摔倒、失去平衡或者损伤腹部的危险运动，如跳跃、震动、登高、长期站立、滑雪、滑冰等。

孕妈妊娠期应避免潜水，因为水压可能导致气泡进入到胎儿血流中。

孕妈在孕期的运动要使身体有微微发汗的感觉，心率也轻微加快。例如 20~29 岁的孕妈运动时心率需达到 130 次 / 分，这样才算有效运动。

孕妈要保持锻炼时能够连续讲话，不需要停下来喘气，此时孕妈的锻炼强度刚刚好；如果孕妈锻炼时气喘、连说话都困难，那么就应该减少运动量，直至调整到感觉舒服为止。

即使孕妈孕前经常运动，在怀孕的 14 周之前也不建议增加活动量。在宝宝 4~6 个月时，孕妈可以根据自身情况，适当增加运动量。

怀孕 7~9 个月时，孕妈会容易出现疲倦的状况，其运动量可以适当减少。

孕妈在运动前后要记得热身。如果孕妈运动时出现阴道流血、流液，腹痛，小腿疼痛，头晕眼花等症状时，就要立刻停止运动，并及时就医。

学完这三个秘诀，你是不是觉得"长胎不长肉"并不是遥不可及的梦想呢？管住嘴、迈开腿、科学育儿、健康生活！你也可以和女明星一样，产后照样美美的！

22 如何避免 "一孕傻三年" ？

在 *Nature*（《自然》）系列杂志上，我曾看到过一篇名为：*Pregnancy leads to long-lasting changes in human brain structure*《怀孕会导致人类大脑结构长期改变》的文章。

可能大家对《自然》杂志还不太熟悉，我来科普下：《自然》杂志就相当于我们医学研究界的 "香奈尔"。

这篇文章在医疗圈炸开了锅后，很多姐妹表示：我的天啊！这不是变相地说明一件事情，"一孕傻三年" 有科学依据了！如果

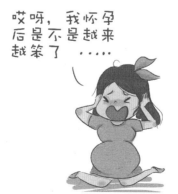

孕妈生两胎，那简直就是这辈子都搭进去了。智商受损，事业叫停，原来我们女人事业无法达到巅峰的罪魁祸首和生孩子密不可分啊！

先打住！姐妹们！

人家论文里说的是怀孕改变大脑结构，又没说改变智商！大脑结构不能简单等同于智商。

你可能要质疑了，大脑结构都改变了，还不影响智商吗？

猪脑的大脑皮层结构与人脑非常接近，但猪的智商能和人相比吗？所以，大脑结构不能简单等同于智商。

其实，论文里面指出的是与未孕女性相比，怀孕后的女性大脑灰质变薄。大脑灰质是负责处理信息的，也就是和我们的思维、认知以及记忆力有关。于是有人会直接想到：怀孕是否会引起记忆力降低呢？论文里提到了关于记忆力的测试，其结果表示怀孕与否并未在记忆力上有明显差异。同时，论文并没有给出怀孕会降低智商和记忆力的结论。

那么，真的有"一孕傻三年"吗？

翻看文献，以往也有不少文献调查，认为"一孕傻三年"有依据。但细细一看，其研究的样本量往往不足，或者测试的女性局限在某一个领域，因此结论的可靠性有待斟酌。

但是，很多患者向Jojo倾诉怀孕期间感觉到整个人变得迟钝，大腹便便的，像只呆笨的企鹅，生完宝宝后还老忘记事情。

自身的体验往往是最真实的！

但细细分析下来，大多数妈妈描述的只是生完孩子以后，事多，记不住，精力不济的感觉。

那么怀孕生子为什么会带来精力不济、记忆力减退的感觉呢？Jojo 总结如下：

第一，怀孕生子后，面临身份、角色的改变，一部分孕妇和产妇无法适应角色转化，引起焦虑、抑郁。而焦虑、抑郁，肯定是会导致注意力不集中，影响记忆力的。

第二，孕期贫血，怀孕后困倦乏力、失眠等因素，也是导致孕妈们呆笨表现的重要原因。这时候，难免给人一种傻傻的感觉。

第三，部分女性在分娩过程中出现大出血，使垂体前叶组织缺氧、变性坏死，继而纤维化，最终导致垂体前叶功能减退。这在医学上叫作希恩综合征。该病后期会引起脱发、闭经、精力不集中的情况。

第四，孕妈生完宝宝后的一段时间内，要求按需哺乳，基本上每隔 2~3 个小时要喂奶一次。如果孕妈没有调节好睡眠习惯，那产后可能会有睡眠不足的困扰。有研究发现，孕妈每天睡眠不足 6 小时，直接影响记忆力。这才是引起产后记忆力下降的重大因素！

第五，家里添丁，新手妈妈要做好心理准备，因为照顾小宝贝的主要是新手妈妈。大部分女人一为人母就能很快进入角色、照顾子代，而不少男性却要在一年左右才能真正进入父亲角色。

孕妈产假又那么少，还要兼顾家庭和工作，精力不济也是正常现象！

那么，我们新时代的女性就应该被自然赋予的神圣使命（生子）牵绊吗？

NO！NO！NO！

我们可以从以下着手，去缓解这些困惑，减少影响我们女同胞记忆力的因素！

首先，孕妈在孕期应定期进行正规产检，发现高危因素，及时处理。孕妈孕期贫血，建议服用铁剂进行补血治疗。

其次，孕妈孕期睡眠不好，应先使用物理性的方式缓解，可用孕妇专用的枕头、熏香来增加睡眠舒适度。孕妈实在入睡困难，不要讳疾忌医，应与产检医生沟通，寻求产检医生的帮助。如果考虑是妊娠期抑郁发作引起的失眠，那需要产科医生和精神心理科医生共同帮助，必要时需口服药物治疗。

再次，哺乳过程中，调整睡眠习惯，尽量保证每天至少 7 个小时睡眠时间。这点可以寻求专业的母乳喂养师的帮助。

最后一点，就是产前产后，家庭成员对宝妈们的支持。家人的关注、支持是避免产后抑郁的不二法宝，也是减轻宝妈负担、维系家庭稳定的源泉。

各位新手爸爸们，千万别在孕期、产后做个甩手掌柜。新手爸爸可在宝妈孕期参与部分产检活动、分娩后帮宝妈分担事务，这样才能做一个合格的老爸。毕竟，养育下一代，确实是个甜蜜的负担。

　　各位姐妹们，不用担心，怀孕时的"傻""呆"大部分都是一过性的，等到作息规律了，照顾小宝进入 "套路化"阶段后，原来的我们就回来了！

23 如何缓解孕期各种不适呢?

怀孕后,因为准妈妈们的激素会变化,营养需求增大,身体各个器官要适应怀孕的状态,所以难免会出现各种不舒服。

Jojo 针对这些问题,给大家出谋划策,推出"缓解宝典"。

一、孕早期恶心呕吐

孕期恶心呕吐,常常在怀孕一个月左右开始,大部分持续到怀孕 3 个月左右,才有明显缓解。

缓解方法:

·孕妈早期妊娠恶心呕吐,如果不严重,可以口服维生素 B_6,每天 2~3 次,一次 10~20mg。

·少吃多餐,但一定要吃早餐。忌吃一些辛辣、油腻、有刺激性气味的食物。可以尝试用苏打水、碳酸饮料、姜茶来缓解恶心呕吐症状。

·此外,我还比较推荐低盐低糖的苏打饼干,它可以中和胃酸,缓解反酸的症状。有反酸症状的孕妈们，千万别吃了饭立刻躺下或者做弯腰的动作，建议在饭后适当走动。

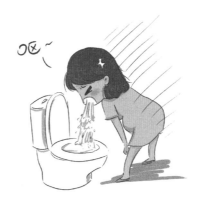

二、孕期消化不良

不少孕妈饮食不加控制，食量超标就可能会引起消化不良的问题。孕妈可以服用干酵母、胃蛋白酶来改善消化不良的症状。同时，每天增加约半小时的活动，例如散步，也能改善消化不良的症状。

三、孕期便秘

孕期因为孕激素升高，肠蠕动和张力相应减弱，排空时间延长，增大的子宫压迫肠管，怀孕后活动量减少等因素，都容易导致便秘。

缓解方法：

·晨起喝一杯温水润肠，养成每天按时排便的习惯。

·日常饮食里，多摄入纤维素含量高的新鲜蔬菜、水果、杂粮。

·孕期适当活动，促进肠道蠕动。

·如果便秘比较明显，必要时可以使用缓泻剂和乳果糖缓解。但不推荐长期使用。

·切记不要使用强力泻药哦，比如硫酸镁；也不要灌肠，因为灌肠可能会诱发流产和早产。

四、孕期痔疮

痔疮是让很多孕妈头痛的事情！工作时久坐的白领，痔疮发病率更高。怀孕之后，加上增大的子宫压迫下腔静脉，腹内压增高，导致痔静脉回流受阻和曲张，痔疮发作得更加厉害。

那么该如何缓解呢？

·积极治疗便秘。便秘时屏气往往会加重痔疮。有便秘要赶紧治疗，必要时可以用软化剂软化大便，缓解便秘不适。

·忌辛辣刺激食物。如果孕妈有痔疮，那还是别吃火锅、方便面了。

·多吃纤维素丰富的蔬菜和水果，多喝水。

·工作中不要久坐，适当活动下肢。

·如果孕妈孕期痔疮厉害，甚至出现脱肛症状，那要及时到外科就诊。

·在孕期，孕妈可以使用物理冰帽类产品或者复方角菜酸酯栓缓解痔疮疼痛。

大部分痔疮，在分娩之后会明显缓解。

五、孕期腰酸背痛

怀孕期间，孕妈关节韧带松弛，增大的子宫向前突出，躯体重心后移，腰椎向前突，导致孕妈的腰背部肌肉长时间处于紧张状态，出现酸痛的症状。

缓解方法：

·孕期定期运动，有助缓解肌肉紧张酸痛。

·可以采用休息时背部垫个小枕头的方式缓解，或者选用适合孕期使用的专用睡眠枕头，改变体位，放松肌肉。

·严重的也可以平躺休息，局部热敷，注意不要热敷腹部。也可以在医生的指导下，采用背部按摩疗法进行治疗。

·孕期穿较为舒适的平底鞋，不要穿高跟鞋，以免加重背部负担。

·突然出现腰部酸痛，且非常严重，需要及时来院就诊，必要时请骨科和神经科医生会诊，排除其他问题引起的腰背酸痛。孕期的腰背酸痛，将在分娩后明显改善直至消失。

六、孕期腿脚抽筋

孕期腿脚抽筋的现象可能和缺钙、下肢水肿等因素都有关系。

孕妈可在孕16周开始每天补钙1000mg，孕晚期可增加到1200mg。Jojo推荐怀孕中晚期的孕妈每天额外服用300~600mg的钙片，用量根据日常饮食摄入的钙量进行调整。

此外，孕妈可以让准爸们每天帮忙按摩下肢，帮助缓解腿抽筋。

七、孕期下肢静脉曲张

孕妈孕期子宫增大，压迫下腔静脉，造成股静脉压力增高，血液回流不畅，进而会引起孕期下肢静脉曲张。孕中晚期避免久站；孕妈也可以穿医用弹力袜，缓解静脉曲张；睡觉时身体向左侧卧，下肢垫小枕头，帮助静脉血回流。有外阴静脉曲张的女性，可以选阴道试产，但要注意避免分娩时外阴静脉破裂。

八、孕期下肢水肿

怀孕后，孕妈会出现手脚浮肿，主要是由孕期水钠潴留、子宫压迫腹压增高，下肢静脉回流受影响引起的。整个怀孕期间，孕妈体液会增加6~8L。孕妇出现轻度的肿胀（局限在脚踝或者膝盖以下），往往是正常的，而且休息后会好转。如果孕妈孕期水肿明显，例如下肢、双手、面部、腹部出现水肿，又伴有高血压、尿蛋白，那就要考虑妊娠期高血压等一类疾病了，需医生帮忙处理治疗。

如何缓解轻度的水肿呢？

·饮食上少盐（每日摄入量小于 6g）、少糖，忌腌制类食物，适当增加优质蛋白质的摄入。

·休息时抬高下肢，按摩下肢，缓解脚踝的水肿。

·孕期仍在工作的，最好保证每天睡眠充足。如果条件允许，就在中午或下午，给自己一点放松时间。

怀孕，其实是一件很辛苦的事情。所有孕妈都在忍受身体的痛苦，磨砺自己的意志，默默付出自己的时间及精力。但孕妈要相信付出汗水就会有回报，整个孕期所遭受的不适，慢慢都会化为小宝贝成长的阶梯。No pain no gain(没有付出，就没有收获)，Jojo 为每位伟大的妈妈点赞！

24 如何挽救糟糕的孕期睡眠?

孕期失眠确实是很多孕妈要面对的困扰。引起失眠的原因主要是:

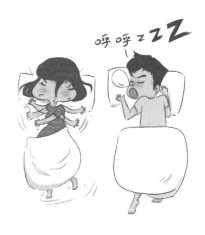

第一,怀孕后,因为身份转变、职业担忧等,心理压力增大。

第二,孕激素和雌激素升高,身体激素大波动,会导致情绪不稳定,引起失眠。

第三,孕期子宫增大,夜间容易尿频,不断起夜以及部分孕妈夜间腿脚抽筋,都严重影响了孕妈孕期的睡眠质量。

第四,孕期贫血,会引起孕妈睡眠质量下降,甚至失眠。

第五,妊娠期抑郁状态或者抑郁症也会引起孕妈睡眠质量下降。

那么,我们应该怎么缓解孕期失眠呢?

首先,对症处理:缺钙的及时补钙;尿路感染的及时治疗;

缺铁性贫血的孕妈，推荐服用铁剂补血；如果有心脏问题引起的夜不能寐，还需要结合孕周和病情，终止妊娠确保母婴平安。

其次，一般处理促进睡眠。例如：下午 3 点之后不喝含有咖啡因的饮料如奶茶、咖啡等；晚餐不要吃得太饱；睡前 2 小时不做让大脑兴奋的事情；养成按时睡觉的习惯，在睡前喝半杯牛奶，用热水泡脚，听舒缓的助眠音乐；孕期保持愉快的心情，可以适当做做瑜伽运动；也可以使用帮助睡眠的枕头，或薰衣草等提高睡眠的舒适感。

如果失眠非常严重，已经引起严重的身体反应，那一定要和产检的医生说明，并需要到心理科就诊，因为妊娠期的抑郁症不容小觑哦。

我曾经的一个病人，用尽所有方法，每天晚上仍只能睡 1~2 个小时，被失眠折磨得痛苦不堪。最后，她被医院确诊为抑郁状态。在医生的劝解下，经过心理疏导和药物治疗后，患者的睡眠情况有所好转，最后生了一个健康的宝宝。

25 胎心监护知多少

几天前，一个孕妈 A 因为胎儿脐血流值增高入院。入院后，为加强对宝宝的监护，医生需要每天给孕妈做一次胎监（胎心监护的简称）。于是，孕妈 A 不开心了。在护士绑胎监仪器时，她要么说自己不舒服，要么就以各种借口离开胎监室。

我细心地问了孕妈的情况，她把疑惑告诉了我：她不知道为什么要给宝宝做这么多次的胎监。天天做胎监，有辐射怎么办？

那么今天，Jojo 就和大家聊聊胎监这个事儿。

一、为什么做胎监？胎监是用来干什么的？

胎监，很多孕妈对此都不陌生。胎监的全称是胎儿胎心监护，是通过胎儿心率变化判断宝宝是否缺氧的监护措施。

宝宝的心率由大脑调节，而大脑是对缺氧极为敏感的器官，因此，我们能够通过宝宝的心率变化从侧面了解他们是否缺氧。

二、心率的正常范围

胎儿的心率正常为 110~160 次 / 分。除了参考胎儿心率的正常范围之外，医生还需要看胎监的变异情况、增速，以及有无减速，等等，综合判断胎监是否正常。

三、多久做一次胎监？

孕妈一般是孕 35 周开始做胎监，没有特殊情况一周一次即可。

如果有特殊情况，妊娠期合并其他疾病，可以提前到孕 32 周开始做胎监。而如果考虑宝宝有缺氧可能，需要加强胎监监测时，做胎监的频率会增加到 2~3 次 / 周，或者一天一次。

如果孕妈在分娩过程中，有宫缩、进入产房内时，需对孕妈持续地进行胎监。

需要说明的是，胎监是没有辐射的。即便孕妈做很多次胎监，也对宝宝没有影响。

四、胎监异常就证明胎儿一定缺氧吗？

胎监的假阳性率很高——就是胎监不正常时，胎儿不一定真的缺氧。即便是同一个胎监，不同的产科医生分析出的结果也可能会有不同。

即使如此，如果孕妈胎监有异常，还是要引起高度重视，医生要结合患者孕周、B 超、羊水情况、胎动情况综合考虑，制定下一步的治疗方案。

26 孕期瘙痒该如何是好？

我的患者莉莉刚怀孕 5 个月，就开始出现皮肤瘙痒的症状，肚子上出现了此起彼伏的发湿疹。我掀开她的衣服，看到她的肚子被抓得都和地图一样了。我看着实在心疼。

因为她被婆婆和闺蜜告知，孕期皮肤瘙痒是正常的，所以一直都没有来就诊。她也担心用药会影响宝宝，打算忍忍就算了。但最近几天，她实在是感到瘙痒难忍、坐立不安、夜不能寐。

30% 的女性在怀孕期间会出现皮肤瘙痒或者其他类型的皮肤疾病。虽然皮肤瘙痒看起来好像不会影响到胎儿的发育，但是，仍然不能掉以轻心。

因为少部分皮肤瘙痒，是因为妊娠期肝内胆汁瘀积症引起的。患上此种疾病的孕妈不能单单止痒，还需改善肝功能。同时，还要加强胎儿监护，否则可能会引起胎儿宫内缺氧甚至死亡。

妊娠期肝内胆汁瘀积症多引起无皮肤损伤的瘙痒：此类瘙痒程度不一，多为持续性；白天较轻，到晚上加剧；瘙痒开始于手掌和脚掌，后从肢体延伸甚至达到面部。

因此，如孕妈出现瘙痒、皮疹等情况，还是先去产检医生那里报道。只有孕妈肝肾功能、血常规、胆汁酸等检查指标正常、没有黄疸，才考虑是否为单纯妊娠期皮肤瘙痒问题。

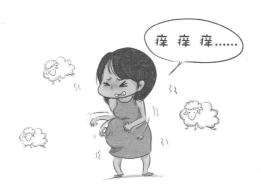

孕期皮肤瘙痒有哪些止痒的方法呢？

原则上，治疗孕期皮肤瘙痒应以外用药膏为主。若患此类疾病的孕妈外用药物无效，瘙痒较为严重，那可以在医生指导下口服药物止痒。

Jojo 将从一般处理、药物治疗两方面，告诉大家应该如何在医生指导下应对这个难题。

一、一般处理

压力和瘙痒成正比，因此孕妈要放松心情，减少压力和焦虑。

过敏体质的孕妈，在季节交替时应减少外出，避免接触花粉等变应原。

孕妈外出时要做好防晒，因为紫外线的刺激也会加重湿疹和瘙痒的症状。

孕妈要以宽松、透气的穿衣风格为主，勤换内衣内裤，穿全棉的内衣，避免穿化纤及紧身衣物。

高温及刺激性沐浴产品会加重瘙痒，因此孕妈洗澡时的温度不宜过高，避免使用碱性肥皂。

孕妈要合理饮食，减少或者避免吃一些辛辣刺激的食物。有食物过敏史的妈妈，避免接触变应原。

二、药物处理

1. 局部用药建议

外用的炉甘石洗剂、薄荷酚洗剂等较为安全。如果瘙痒较严重，也可以选用不良反应较小的激素类软膏，例如糠酸莫米松（该药需在医生的指导下使用）。激素类软膏，有消炎、消除红肿的作用，但也只能在短时间内使用，千万不可长期使用哦。

2. 口服类药物建议

在全身瘙痒严重到影响夜间睡眠时，孕妈可以在医生的指导下短时间内使用苯二氮卓类药物；也可静脉使用葡萄糖酸钙。

此外，口服抗组胺类的药物，也能改善瘙痒症状。但为安全起见，建议孕妈们在医生指导下使用马来酸氯苯那敏等药品。苯海拉明、阿司咪唑等不推荐使用。国外有使用盐酸羟嗪的案例。

皮肤过敏的孕妈，可选择肌内注射葡萄糖酸钙或维生素 C 等药物。

皮肤瘙痒严重伴有抓破溃烂的孕妈，需要在医生的指导下加用一些抗生素，以预防伤口感染。

经过以上处理，大部分孕妈的湿疹、瘙痒症状会得到明显改善。

如果运气不佳，真的是因为 ICP（肝内胆汁淤积症）引起的皮肤瘙痒，就不能单单止痒。医生还需要根据病情，并结合孕周、宝宝发育情况、有无宫内缺氧来综合考量，制定治疗方案。

27 如何数胎动？

孕期数胎动，实属孕妈们的必备技能！

胎动的规律：

胎动一般从孕 20 周左右开始出现，下午和夜间最为活跃。

偶尔的胎动消失，有可能是宝宝睡着了，宝宝一次的睡眠时间一般为 20~40 分钟。

如何数胎动？

推荐从孕 28~32 周开始数胎动。

一旦孕妈发现胎动减少，应该来院，让医生用其他方式核实胎儿健康状况。

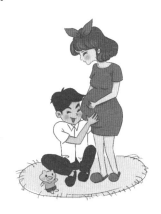

可以用以下方法数胎动：

左侧卧位，每天早中晚各数胎动 1 小时，有以下情况时应该及时就诊：

·集中精力数胎动时，每小时胎动小于 3 次或 2 小时内小于 10 次。

·胎动次数较以前减少一半以上。

28 如何让胎盘位置低的孕妈安胎？

闺蜜娜娜怀孕后，整个人都快"抑郁"了。从怀孕前的诚惶诚恐，到怀孕后的小心翼翼，一直担心哪一点没有做好，引起流产或者早产。这两天她做 B 超，发现胎盘位置低（前置胎盘），于是哭着打电话给我，问我到底该怎么办。

其实，即便是胎盘位置低，孕期也不用如此艰难！

前置胎盘，是指怀孕 28 周以后，胎盘位置低于胎先露部，附着于子宫下段、下缘达到或者覆盖宫颈内口。怀孕 28 周之前的胎盘位置低，都还有机会长上去。而大部分的前置胎盘，在分娩前，都会或多或少，长上去一些。

前置胎盘典型的临床表现是无痛性、无诱因、反复阴道出血。

前置胎盘的发生可能与多次宫腔操作史（比如人流过多）、产褥感染、高龄、剖宫产、多产等因素有关。

若孕妈确定是前置胎盘，那孕期需要注意以下几点：

·孕期定期产检。

·不要剧烈运动，例如跑步、做高难度瑜伽。

·避免做增加腹压的动作，例如用力排便、提重东西、下蹲、频繁咳嗽等。

　　·孕期改变体位，需要动作轻缓。

　　·出现腹痛、阴道出血等症状尽早就医。

　　·保持外阴清洁、勤换内裤，避免感染。

　　·饮食均衡，孕后期多食用含铁元素高的食物。另外，为了补血及避免便秘，孕期需增加纤维素含量高的蔬菜摄入。

　　怀孕期间，如果因前置胎盘反复出现阴道出血或者出血量多，则需要及时去产检医院就诊。医生会根据出血量、孕周及有无宫缩等情况制定治疗方案。治疗方案包括预防感染、抑制宫缩等。

　　各位孕期胎盘位置低的孕妈，也不用特别担心，要做好产检。即使孕妈在分娩前仍然是前置胎盘，也只需要谨记注意事项，并遵医嘱。大部分的前置胎盘妈妈都能顺利分娩一个健康的宝宝。

29 如何处理孕期感冒?

娜娜怀孕已有 5 个多月。冬天来了之后,天气就越来越冷了。所以娜娜怀孕之后的大部分时间都待在空调房间里。剧烈的温度变化极易让人患上感冒。果然,娜娜一出门就不适应外边的温度,一不小心就感冒了。鼻涕、头晕、发热都一股脑儿地找上门来。

以前没怀孕的时候,她倒也不是很担心感冒发烧,该吃药吃药,该去医院去医院。现在怀了孩子,她就完全不一样了,各种担心。

该不该去医院?其一,她不知道自己到底该挂哪个科。其二,她看完病,医生还不一定给开药。就算医生给她开了药,她也担心到底能不能吃。于是,她向我咨询:孕期感冒了,这也不敢吃,那也不敢碰,难道就只能多喝开水吗?

其实,感冒主要由病毒感染引起,属于自限性疾病,一般持续 3~10 天。患者服用感冒药的目的只是缓解感冒症状。今天,我就和各位讲一讲孕期感冒,到底应该怎么办。

感冒之后,孕妈不要太着急,一定要看具体情况,再对症下药。针对不同的情况,孕期感冒一般有以下几种处理方式:

1. 一般处理

多喝温热水；注意休息；饮食均衡清淡，忌辛辣；避免劳累，增强免疫力。家里可以用空气加湿器来缓解鼻腔黏膜干燥。可用生理盐水鼻喷雾剂缓解感冒引起的鼻炎症状。切记不要捂汗，因为捂汗可能导致出汗多而脱水。

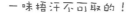

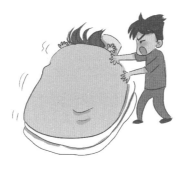

一味捂汗不可取的！

2. 针对咽痛、头痛

酌情使用对乙酰氨基酚治疗头痛和咽痛。如果孕妈流鼻涕特别严重，就可以适当使用异丙托溴铵鼻喷雾剂来缓解症状。咳嗽严重的孕妈，如果影响了日常生活，可以使用右美沙芬进行治疗。

3. 针对发热

研究发现，如果孕妈在怀孕期间持续高热达 39℃以上，就可能增加胎儿出生缺陷的风险，尤其在怀孕前三个月时胎儿患出生缺陷的风险更大。因此，当发热时，孕妈应规范服用退热药。比较安全的退热药物有对乙酰氨基酚。

以上所涉及药物最好在医生指导下使用。

在这里，我还要多说几句。很多准妈妈感冒发热时，只愿意物理降温，迟迟不肯吃药。这可能导致孕妈持续高热，这种做法是非常不可取的。

孕期服药的确要慎重再慎重，但是怀孕就像在养花一样：妈妈就是土壤，胎儿就是里面的花。

如果高热得不到治疗，就可能影响胎儿的健康。这就像是土壤出了问题，还一心指望花能长得好，这是不现实的。

最后叮嘱一下：在感冒时，孕妈如果出现持续高热、脓痰、脓鼻涕等症状，就需要尽早就诊。

那些口碑爆好的妊娠纹霜，你买了吗？

妊娠纹简直是孕妈的噩梦。不少姐妹怀孕后有了西瓜纹一样的肚子，从此不得不和比基尼说拜拜。市面上的妊娠纹霜五花八门。究竟我们该如何选择预防妊娠纹的产品呢？

今天 Jojo 将盘点那些市面上常见的预防妊娠纹的产品！

到底哪些有效果？妊娠纹霜有没有它广告夸的那么神奇呢？且听我细细分析。

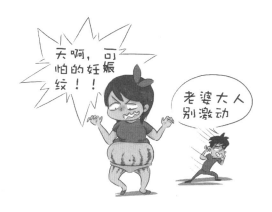

一、什么是妊娠纹

2/3 的女性会在孕期产生妊娠纹。

妊娠纹最初是在怀孕的第 6~7 个月，身上开始出现的一些粉红色或者紫蓝色的线状条纹，后逐渐呈线状凹陷，并在产后几个月内变成银白色或者白色。

妊娠纹常出现在腹部、乳房、大腿等部位，偶尔也会出现在腰部、臀部，以及上臂。

二、妊娠纹是怎样产生的？

妊娠纹除与孕期激素变化有一定关系之外，还与一些物理因素有关。

怀孕之后，孕妈的糖皮质激素增高，导致其皮肤纤维变性。当皮肤的张力增高之后，皮肤纤维就可能被拉断。所以，妊娠纹的起因跟激素变化和物理因素都有关系。

妊娠纹的产生有家族易感性。

非白人或者乳房和大腿有皮纹病史的女性，更加容易出现妊娠纹。

妊娠期体重增长得过快，也是产生妊娠纹的因素。

虽然在生完宝宝数个月到两年之内，妊娠纹会逐渐变淡，但是通常不会消失。

三、如何预防妊娠纹？

对于怀孕引起的激素升高，我们可能并没有办法去抑制，但是我们可以从物理方面去缓解妊娠纹的产生。

那么，市面上那些预防妊娠纹的方法和产品到底有没有效呢？Jojo 来为你全面分析：

1. 孕期控制体重增长速度

有效指数：★★★

安全指数：★★★★★

危险指数：0

性价指数：★★★★★

推荐指数：★★★★★

控制体重增长速度，除了能缓解妊娠纹，还有其他附加值，简直是赚了。

2. 有规律地锻炼，增加皮肤弹性和肌肉张力

有规律地进行锻炼以保持肌肉的张力，可以减轻子宫对表面皮肤的压迫，可能在一定程度上预防妊娠纹。

我们医院皮肤科主任亲测有效。

有效指数：★★★

安全指数：★★★★

危险指数：0

性价指数：★★★★★

推荐指数：★★★★★

有规律地锻炼既保住了我们的钱包，又有其他益处，强烈推荐。

3. 维 A 酸乳膏

有不少研究证实：维 A 酸乳膏可以改善皮纹的外观，从而达到预防妊娠纹的目的。也有 2 篇文献认为维 A 酸乳膏并没有预防妊娠纹的作用。

所以维 A 酸乳膏对预防妊娠纹到底有没有效，现在数据还不够充分。

但是！

大量使用维 A 酸，可能会增加胎儿畸形风险，所以妇产科医生不建议在妊娠期使用含有维 A 酸成分的产品来预防和减轻妊娠纹。

有效指数：★★★★

安全指数：★★

危险指数：★★★★★

性价指数：★

推荐指数：0

不推荐使用该类产品预防妊娠纹。

4. 含有积雪草提取物、维生素 E、胶原蛋白弹性蛋白水解物的乳膏

有一项研究证实，这类乳膏可以预防易感女性出现妊娠纹，但是因为临床数据不够，需要进一步的研究证实。

目前未见明显影响孕期健康的成分。

有效指数：★★★

安全指数：★★★★

危险指数：★★★

性价指数：★★★

推荐指数：★★★★

5. 含可可油成分的防妊娠纹产品

研究数据提示：可可油不能预防妊娠纹。

有效指数：0

安全指数：★★★★★

危险指数：★★

性价指数：★★★

推荐指数：★★★

虽然含可可油成分的防妊娠纹产品不能预防妊娠纹，但可以滋润皮肤，缓解皮肤干燥引起的瘙痒。不过，过敏体质者慎用此类产品。

6. 以橄榄油成分为主的防妊娠纹产品

目前研究数据提示：橄榄油并没有预防妊娠纹的作用。

有效指数：0

安全指数：★ ★ ★ ★ ★

危险指数：★ ★

性价指数：★ ★

推荐指数：★ ★

虽然以橄榄油成分为主的防妊娠纹产品不能预防妊娠纹，但可以滋润皮肤，缓解皮肤干燥引起的瘙痒。

总结一下，控制体重增长速度以及适当锻炼可能对预防妊娠纹有一定帮助。

可以擦橄榄油或可可油滋润皮肤，但是靠它们预防妊娠纹不现实。

含有积雪草提取物、维生素 E，以及胶原蛋白弹性蛋白水解物的乳膏，如果预算允许，可以尝试。

不推荐使用维 A 酸软膏预防妊娠纹。

除此之外，孕前 BMI 超标，是诱发妊娠纹的重要因素。备孕的姐妹们控制 BMI 指标是很有必要的。

31　如何挑选美妆产品，像女明星一样美出天际？

大学同学向我抱怨：怀孕是对女人最大的摧残。当年，她可是校内风云人物。追她的男生不说从这里排到巴黎，至少也排到了大学对面的奶茶店。但是现在怀孕之后，她身材臃肿，皮肤冒痘出油，头发变脆易掉，和以前简直是天壤之别。

最让她吃不消的是，婆婆还不让她用任何化妆品，只能"素面朝天"。

同学不禁提出疑问，为什么很多女明星怀孕时照样肤白、貌美、大长腿，依旧像黑暗中的萤火虫那样引人注目呢？

哈，其实孕期仍然活跃在镜头前的她们，依旧在使用化妆品。只不过，她们是在医生指导下正确选择和使用化妆品的。如果孕妈们向她们学习，那照样能在孕期美得闪闪发亮。

首先要明白，使用化妆品是否会导致胎儿畸形。

其实，在引起胎儿出生缺陷的因素中，化学物质和药物的占比较小，只占约 1%。

化学物质导致畸形要至少满足 3 个条件：

第一，接触时间刚好在胎儿器官、神经管发育阶段。

一般来说，孕妈孕期的前三个月最为敏感。临床上，使用药物治疗疾病时，医生最小心的也是这前三个月。当然，这并不是说后面的月份里用药可以肆无忌惮，只是胎儿器官趋于成熟，用药相对比较安全。

第二，接触的化学物质有致畸作用。

有研究发现，孕妈在孕期大量接触苯二胺、氨基酚类、乙醇胺，以及甲醛等化学物质会导致出生缺陷。

第三，接触的化学物质需要达到一定的累积量。

脱离剂量谈疗效都是"耍流氓"，这与当年谣言说喝咖啡会致癌是一个道理。如果只是少剂量地接触化妆品不会对怀孕有太大影响，更不会因为你化了个淡妆就导致胎儿出生缺陷。

其次，如何选择化妆品？

1. 关于口红

如果高跟鞋是女人的武器，那么口红就是子弹。但是妇产科医生建议孕期要少用口红。医生这样建议的主要原因是，口红的成分是油脂、蜡质、颜料和香料，这些东西在孕期被不经意吃进体内还是不太安全的。

其次，不建议使用口红的原因是，在正常产检过程中，医生会察言观色，也就是医生要看患者的一般情况，例如有无贫血的一个重要参考就是嘴唇颜色。你抹个艳色口红来见医生，真的不妥当。

2. 关于防晒霜

孕期本身雌激素升高，容易造成色素沉着，长黄褐斑。在夏天或冬天紫外线比较强的时候，如果此时孕妈不采用任何防晒措施，那无疑会使各位孕妈的皮肤"雪上加霜"。

那么，除了打伞或把自己包裹严实以外，还能不能用其他方法防晒呢？

其实，孕期是可以使用防晒霜的。涂抹防晒霜在抵挡紫外线的时候还有助于预防妊娠期色斑。如果孕妈担心化学防晒霜有副作用，可以考虑使用物理防晒霜。

3. 关于染头发

染发剂的化学成分比较复杂，气味很重。在其已知的化学成分中很多和皮肤癌有着密切关系。因此，即便是专业理发师打着纯植物口号，五颗星推荐的染发剂，Jojo 仍然建议各位孕妈最好不要在孕期尝试。

4. 关于美甲

这一点尚存在争议。有些专家认为，指甲油内含有邻苯二甲酸，孕期接触会影响男性胎儿的生殖系统的发育。但是也有专家认为，孕妈在孕期涂指甲油接触的化学物质少，只要不是长期、大量像化工工人那样接触的话，是没有多大关系的。

Jojo 比较赞同后者的意见。但是如果你不是对美甲很痴迷，那当然不涂最好。如果你有各种原因需要涂抹那也是可以的。

另外，涂的时候最好戴口罩，避免吸入有害物质"酞酸酯"。

需要指出的一点是，在孕后期接近分娩的时候，孕妈不要涂指甲油！这主要是因为如果需要剖宫产终止妊娠，指甲油颜色不透明，会导致手术中戴在手指上监测氧饱和度的仪器不能有效获得正常数值。

5. 关于彩妆产品

孕期可以选用正规品牌的彩妆产品，建议挑不含酒精、激素、重金属，以及化学香精等成分的产品，尤其是要避免使用含汞的彩妆系列产品。孕期孕妈化个淡妆，让自己心情美美的，也并无大碍。

如果孕妈使用彩妆产品后出现过敏或身体不适，就要适可而止了。

6. 关于祛痘护肤品

孕妈在孕期不仅仅雌激素会升高，雄激素也会升高。因此有些孕妈会呈现爆痘的状态。一般情况下，孕妈生完宝宝后这些症状会自行缓解。祛痘产品中一般都含有维 A 酸、水杨酸类化合物。有研究表明，长期接触这些化合物有导致胎儿畸形的风险存在。因此如果孕妈需要治疗痘痘，那建议到专业皮肤科医生那边权衡利弊、规范治疗，或者产后再做"战痘一族"。

7. 关于美白产品

孕期部分孕妈休息不好，黑眼圈加重，加上不敢用防晒霜，导致皮肤变黑变暗。这时候，孕妈往往会纠结要不要用点儿美白护肤品。

孕期色素沉着导致的皮肤变暗，目前并没有有效的方法治疗，多半只能等分娩之后慢慢恢复，或者孕期做好防晒。但是绝对不建议孕期使用功效性美白护肤产品，因为能让你立马变白的产品里面不少是含有激素甚至汞类物质的，还是不要用为妙。

最好的美白方式是，注意防晒、吃一些富含维生素 C 的新鲜蔬菜水果、保持心情舒畅、睡眠充足等。

8. 关于瘦脸针

有个做模特的同学，怀孕期间还马不停蹄地接工作。因为孕期脸略显臃肿，她竟然想着去打瘦脸针。

瘦脸针，主要成分是肉毒杆菌毒素，能通过让咬肌萎缩达到瘦脸的目的。用大脚趾想想也知道孕妈在孕期是坚决不能打瘦脸针的！

总之，Jojo 并不是鼓励各位孕妈在孕期化妆，而是，如果你在孕前就有化妆出门的习惯，大可不必因为怀孕"委屈"自己。因为孕期也是可以使用部分化妆品，画个淡妆出门的。

怀孕也是享受人生的一部分，各位爱美的小仙女们仍然可以把自己打扮得漂漂亮亮的，在孕期保持一个愉快的心情！

对了，化完妆记得晚上卸妆哦！

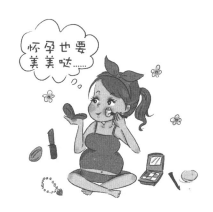

32 雾霾天求生指南

有一段时间，Jojo 的朋友圈被城市的雾霾刷屏了。作为一个常年蜗居上海的女医生，我的常态是，起得比鸡早，睡得比猫晚，整天宅在医院中，看不到外面的雾霾。然而，我仍然很关心雾霾，因为来门诊产检的孕妈们常常深受雾霾的影响。

为什么孕妈对雾霾会更加敏感呢？

首先，孕期雌激素升高的原因使得孕妈的上呼吸道包括鼻、咽、喉黏膜增厚，轻度充血、水肿。因此和没怀孕时比，孕妈更加容易患上呼吸道感染疾病。

其次，怀孕后，孕妈对氧气的需求量增加。尤其到了孕后期，孕妈比以往对氧气的需求量增加了 10%~20%，呼吸也变得更加深沉。这也是孕妈在人多嘈杂的地方容易头晕胸闷的原因。

雾霾天，空气中含有大量微粒，容易导致孕妈出现胸闷气短、哮喘的症状，如果孕妈吸入大量雾霾中的金属颗粒，还会出现中毒现象。有国外研究者，做动物实验时发现，动物吸入的雾霾量增多，会使子代衰老年龄提前。

那么，孕妈该如何在雾霾天"求生"呢？可以从以下四个方面做起。

1. 能家里蹲就家里蹲，减少出门次数

减少吸入雾霾等有害物质的最佳方式，是减少接触这些物质。不出门是个不二之选。如果孕妈非得出门的话，那记得做好防护措施，比如佩戴防雾霾口罩。

孕妈在出门前后要记得更换衣物，避免有害微粒附着在衣服上。如果孕妈衣服上附着大量的有害微粒，就会增加孕妈摄入有害物质的风险。

2. 家里选用靠谱的空气净化器

在室内，虽然孕妈能减少接触雾霾中的有害物质，但是狭小封闭的室内空间仍有可能被雾霾入侵。如果家里有条件的话，那推荐孕妈在家里放置一台有质量保证的空气净化器，并做到及时更换滤芯，做好空气净化器的清洁工作。

3. 雾霾天，多喝水

在雾霾天可见度极低的情况下，孕妈的出门次数减少，这时候孕妈的运动量也会降低。那么，孕妈应当多喝水，保持呼吸道黏膜湿润。同时，多喝水还可以促进新陈代谢。便秘的孕妈们可

以多吃些纤维素高的蔬菜水果。

4. 适度做室内运动

在这种雾霾天里，孕妈们还是别出门运动了。Jojo 推荐孕妈们可以在室内做做伸展运动，比如玩玩很多育儿达人也推荐的分娩球之类的。

雾霾天防护指南，就分享到这里。

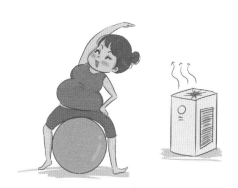

33 唐氏综合征筛查选无创DNA,还是选羊水穿刺?

在做唐氏综合征筛查(简称唐筛)时,有些孕妈会面临一个抉择,是做无创DNA还是羊水穿刺呢?

无创DNA全称为无创产前筛查,羊水穿刺全称为羊膜腔穿刺术。两者都是检查胎儿的非整倍染色体畸形的。无创DNA是筛查手段,而羊水穿刺是确诊手段,两者地位是不一样的。

一、筛查时间比较

无创DNA推荐孕妈在孕13周以后检查,最佳检查时间为孕12~22^{+6}周。羊水穿刺在孕16~22周做最佳。

二、筛查准确度

无创DNA检查,是在妈妈的血液里找胎儿的DNA片段,获取的胎儿游离DNA,来自胎盘而不是胎儿本身。无创DNA检查只筛查13、18、21这三对染色体,而且有假阳性,也就是说,无创DNA做出来是高危,不一定证明胎儿患有唐氏综合征,还需要做羊水穿刺进一步明确。

而羊水穿刺是直接从羊水中获取胎儿的染色体基因信息，筛查 23 对（全部）染色体。所以羊水穿刺比无创 DNA 检查更准确、更全面，并且是确诊实验。

三、优缺点比较

无创 DNA 通过抽妈妈的血进行检查，无感染风险，且问题胎儿的检出率为 95%~99%，其中对于唐氏综合征胎儿有 99% 的检出率（其实已经算很高了，普通唐氏综合征筛查的检出率只有 75%~80%）。

羊水穿刺，有感染和流产的风险（其实该手段已经非常成熟，风险发生率约 0.5%），但能直接获得胎儿的 DNA 信息，比无创 DNA 检查更全面，准确度也更高。

四、禁忌证

无创 DNA 检查比较方便，因为只是抽妈妈的血而已。

但有以下情况不建议孕妈做无创 DNA 检查：夫妻有一方是明确的染色体异常或基因病高风险人群；孕妇一年内接受过输血、移植手术或者免疫治疗；胎儿影像学高度怀疑胎儿有染色体异常（羊水穿刺更准确）。

羊水穿刺，是在超声介导下，通过羊膜腔穿刺获取胎儿的 DNA。羊水穿刺不适用以下情况：孕妈有流产的迹象或有感染的征象；孕妈凝血功能异常，做穿刺容易导致出血。

五、注意事项

第一，无创DNA检查安全性更高，价格更低，更方便，但羊水穿刺更精准全面。无创DNA检查只是筛查手段，不是诊断，不能替代羊水穿刺。如果没有禁忌证，且高度怀疑胎儿有问题，那首选是羊水穿刺。

第二，无创DNA检查存在假阳性（前面已经阐述了原因）。如果无创DNA检查发现胎儿异常，不能因此建议患者流产，需进行羊水穿刺确诊后才能考虑终止妊娠。

第三，如果是双胞胎，可以做无创DNA，但是只能筛查整体风险。也就是，即使无创DNA检查发现胎儿染色体异常，也无法确定是哪一个胎儿的问题，只能进一步做有创的染色体检查（例如绒毛穿刺取样）进行明确。

第四，羊水穿刺要注意预防感染。孕妈需在正规医院进行羊水穿刺。Rh-阴性孕妈在羊水穿刺术后需要注射Rh免疫球蛋白。

34 孕期同房指南

在门诊常有不少女粉丝向我咨询一些羞羞的问题，比如孕期能同房吗？怎么同房？需要避孕吗？在这里，Jojo 撰写一篇孕期同房指南，为广大女性同胞孕期谋福利。

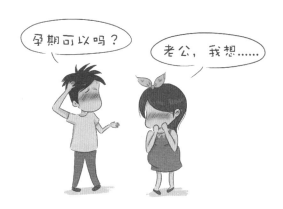

首先，孕期可以同房吗？

答案是，当然可以啦！

理由是：

毕竟怀胎 10 月，整个孕期完全不同房对老公似乎有点儿小残忍，同时不利于家庭和睦。

另外，孕期合理规范的同房可以增进夫妻感情。国外有研究认为，这样做有利于胎儿生长发育。

孕期舒适的同房，能让这个阶段脾气"暴躁"的准妈妈们心情愉悦，进而有利于整个怀孕过程，使生下来的孩子更加聪明。俗话说得好，好的开始是成功的一半！

其次，孕期什么阶段可以同房？

一般情况下，孕期前三个月和最后三个月，不建议同房。

给出的理由是：

前三个月，着床还不太稳定，大部分流产都在前三个月，因而前三个月不建议同房。

后三个月，也就是怀孕 28 周之后也不建议同房，因为胎儿增长迅速，大多孕妇肚子会明显增大，也更加敏感，同房可能会诱发早产。

这里要画重点：在这异常有限而又珍贵的时光里，就可以肆无忌惮地同房了吗？

不！最后，要强调孕期同房注意事项。

1. 孕期同房要量力而行，不能纵欲

一周最多 2 次，其间最好间隔 2~3 天。过程中若有不适，及时停止！

2. 同房的姿势有讲究

原则上就是，不能压着肚子，不能压着肚子，不能压着肚子！重要的事情说三遍。具体怎么做，你们可以用你们聪明的小脑瓜自行脑补。jojo 在此就不班门弄斧了。

3. 同房时使用避孕套

既然孕妈已经怀孕了，也就无须再避孕。但是，jojo 还是建议准爸爸们在孕期同房时使用避孕套。

理由是：孕期女性分泌物较多，避孕套能避免感染。也有人认为，精液里的前列腺液可以促进子宫颈张开，诱发早产。

4. 部分高危产妇不适合同房

最后，需要强调的是，以上所诉，不适用于有早产史、宫颈功能不全、多胞胎、前置胎盘、胎膜早破、高龄或有其他孕期合并症的高危孕妇。建议这些高危孕妇孕期暂停同房。

如果准爸准妈不小心被归入同房高危人群之列，那为了宝宝的健康可能要做出一些牺牲了。

温馨小提示：如果孕妈孕期同房出现腹痛、阴道流液或其他不适，请务必及早就医。

好了，今天的孕期同房指南就分享到这里了，希望每一位孕妈都能享受怀孕的整个过程，做个开心的孕妈。

35 孕期拍照技巧及注意事项

怀孕是一个痛并快乐着的过程。准妈妈虽然要忍受孕期生理的各种不适，但是也非常开心，因为在这 10 个月中，能和自己的小宝贝每时每刻在一起。于是，我的闺蜜娜娜寻思着给自己的孕期留一份珍贵的影像资料。于是，她咨询我孕期有没有必要拍一套写真纪念一下。如果真要去拍孕期写真，要注意点什么呢？

其实，我觉得怀孕期的写真不单单能够纪念怀孕这段时光，还能够让孕妈们习惯自己身体的改变。很多孕妈会从中发掘到自己身体中的女性美，让自己变得更加自信。因此，如果孕妈身体可以承受，没有妊娠期合并症，经济条件也允许，那拍一套孕期写真还是很好的。

一、拍摄时间

孕期写真一般选择在怀孕 7~8 个月拍摄最好。在这个阶段，孕妈的孕态已经出来，散发着母爱的光辉，并且手脚还算灵活，拍摄难度较低，拍摄效果更佳。建议孕妈最好不要选择在怀孕 9 个月后拍写真，因为孕妇肚子太大行动不方便，并且接近预产期，随时都有分娩的可能。

二、选择拍摄单位、地点以及如何出行

找专业、经验多且评价较好的摄影机构。拍摄经验丰富的孕期写真摄影师，一般技术比较娴熟，对时间的安排比较合理，拍摄的流程快，拍摄的时间短，能减轻孕妇负担。

尽量选距离近、交通方便、舒适安全的拍摄地，在室内拍摄最好。拍摄过程中若出现意外，比如破水、见红，也能及时送至医院。即便在室内拍摄，孕妈们也不用担心风景不好、画面单调，因为现在的修图技术非常强大。

出行方式选择坐车为佳，比如私家车、出租车等。选择较近的拍摄地，也是为了避免孕妈们舟车劳顿、疲劳不适。最好不要选择挤公车、挤地铁的出行方式。

三、拍摄时记得随身带这些东西

建议随身携带身份证、产检卡、医保卡、就诊卡、孕妇手册。带这些东西的原因是，如果拍摄过程中出现见红、破水等意外，就可以直接到就近医院就诊。

随身携带小零食。孕期本身容易困乏不扛饿，拍摄过程又比较辛苦（摆造型挺累，拍摄时间也很长），孕妈容易出现头晕、低血糖的情况。因此，随身携带点儿小零食，可以随时补充点儿能量。尤其是那些患妊娠期糖尿病的孕妈们，更要带零食，但要换成低糖、无糖类的零食。为加强拍摄效果，孕妈还可以准备点

儿自己喜欢的小物件、小首饰等。

四、拍摄过程小贴士

孕妈可以化妆，以裸妆、淡妆最佳，尽量不要化浓妆。在服饰方面，孕妈要穿宽松且容易穿脱的衣服。推荐一定要和老公拍一张全家福。露出肚子的姿势最好看！一般摄影师都会选择侧面照，这样拍出孕妈妈侧面的腹部曲线，会更有"孕味"。

在拍摄过程中，孕妈要注意拍摄时间不要过长，动作幅度不宜太大，可以间断性休息避免劳累。拍摄过程中，孕妈最好不要做肚皮彩绘。虽然无研究数据显示彩绘对孕妈和胎儿有影响，但是卸妆比较麻烦，所以不推荐。再说了，肚皮彩绘不一定需要画上去啊，后期修图时加上去也是可以的。

五、拍摄过程中出现胸闷、头晕、心慌该怎么办？

突感头晕、胸闷、心慌等不适，应立即停止拍摄。如果此时孕妈在室内，就需开窗通风，选舒适的体位（左侧卧）休息一会儿。

孕中后期的孕妈子宫明显增大，压迫了下腔静脉，回心血流受到了影响，尤其在突然站起时常常会出现头晕、胸闷等不适（体位性低血压）。一般孕妈经过休息、改变体位后会明显缓解体位性低血压的症状。如果孕妈经休息、改变体位后症状仍未缓解，那么就医才是上策。

六、拍摄过程中，见红、宫缩了该怎么办？

孕妈出现阴道出血的现象，首先看出血量，如果出血量很少，那可能只是见红。初产妇往往在分娩发动（宫缩）前 2 天会出现见红。如果是妊娠满 37 周的孕妈，休息后，出血很少，没有宫缩，一般情况好，可以继续完成拍摄。如果孕妈出血量多，或者妊娠还不满 37 周见红，需要赶紧到医院就诊。

怀孕 13 周之后，孕妈就会偶尔感觉到生理性宫缩，且生理性宫缩常在改变体位时出现。生理性宫缩是短暂、不规律的而且是无痛性的，休息一会儿，便会自己消失。如果休息后宫缩无加强，就可以继续完成拍摄。如果休息后宫缩越来越厉害，那么还是尽早就医。

七、拍摄过程中，破水了该怎么办？

破水时，孕妈会感觉阴道内有水样物质流出，像小便一样，并且不能自己控制。这时候摄影师要立刻停止拍摄，并拨打 120 或开车将孕妈尽快送至医院。

八、哪些孕妈不适合拍写真？

有较为严重的妊娠期合并症的孕妈，比如有妊娠期高血压疾病的孕妈，病情比较重，血压控制不稳定的，不适合拍写真。有早产甚至流产症状的孕妈们，也不适合拍写真。

　　这些孕妈们，可以选择让老公拿着相机或者手机，拍一些怀孕期间的生活照。这也不失为一种很宝贵的影像留念。

　　我的很多患者，在孕期拍摄了写真，虽然她们在拍摄过程中有点儿小辛苦，但是回想起来还是觉得非常值得的。翻看照片，她们惊奇地发现即便当时大腹便便，也照样优雅、漂亮。

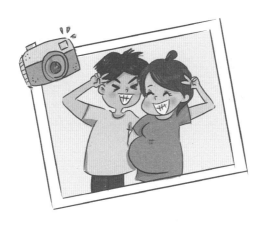

孕期须知系列

36 这些事情，推荐孕妈一定要做

　　孕期忌讳的事情那么多，孕妈感觉整个孕期都不愉快了。我们可以换一种思维模式，想想孕期可以多做的事情吧。适当多做这些事情，不但可以让整个孕期变得心情愉悦，而且可能还会收获惊喜哦！

一、孕期每天要运动

　　如果没有特殊情况，一般推荐孕妈每天散步至少 15 分钟，后期可逐渐增加；孕中后期保证每天 30~45 分钟的中等强度的活动量。

　　即便孕妈以前不喜欢出门，在孕期也要改变。适当的运动，不但可以缓解怀孕期间的腰酸等不适，有助睡眠和控制孕期体重，还可以帮助你在孕晚期增加身体的柔韧性和顺产的概率。我们在临床上发现，相比于那些孕期不运动的孕妈，那些孕期还在持续工作的孕妈们分娩会更顺利些。尤其患糖尿病的孕妈们，必须要保证孕期每天的适度活动。

二、孕期一定要补钙

虽然医生一直强调孕期补钙的重要性，但是很多孕妈对此仍抱怀疑态度。不少孕妈认为，孕期食补可以代替吃钙片补钙，而且多吃钙片会导致胎盘过早钙化或者肾结石。

其实，这些担忧都是多余的。孕期宝宝骨骼发育需要的所有的钙，均由母亲提供，不仅如此，等到哺乳期，宝宝长个子的时候摄取钙的来源也是母亲。当妈妈钙储备不足时，其体内的钙代谢就会失衡。国外研究发现，钙储备不足还会诱发妊娠高血压综合征。所以说，缺钙不但会影响胎儿的生长发育，还会导致孕妈腰酸腿疼、骨质疏松。同时，常规补钙的剂量也不会导致肾结石。

那么该如何正确补钙呢？孕妈应该从孕 16 周开始，每天摄入钙 1000mg，孕晚期可增加到 1200mg，上限是 2000mg。推荐孕妈怀孕中晚期每天额外服用 300~600mg 的钙片，用量根据日常饮食摄入的钙量进行调整。

孕期，孕妈可以在阳光明媚、空气清新的下午晒晒太阳，这样能帮助孕妈补充维生素 D，补钙效果更好。

补钙注意事项：

·单靠吃钙片补钙是不够的，应该多晒晒太阳。饮食中也要摄入钙质。

·骨头汤并不能补钙。喝汤补的是脂肪不是钙。

·睡前补钙吸收效果最好。一般推荐早晚各吃一次钙片。

·补钙前后避免吃草酸含量高的食材，例如橘子、菠菜、葡萄，等等。

三、孕期一定要补铁

铁元素是造血必备的原材料。怀孕期间，宝宝生长需要的铁、分娩过程中身体耗费的铁，以及分娩后身体复原需要的铁都要靠孕期储备。女性在怀孕期间，血容量整体增多 40%~45%，平均增加约 1450ml。此时，孕妈的血浆多于红细胞的增加，因此会出现生理性血液稀释，且更容易出现缺铁性贫血。孕妈血红蛋白小于 110g/L 时，就可诊断为妊娠期贫血了。

除了多吃红色肉类补充铁元素外，孕期被诊断为贫血的孕妈也要吃铁剂药物进行治疗。否则，长期慢性贫血，不仅会阻碍宝宝的生长发育，引起胎儿慢性缺氧（血红蛋白有携氧能力），也会导致孕妈因为贫血出现头晕、乏力等症状，影响孕妈的健康，除此之外，长期慢性贫血也会给孕妈将来的分娩带来出血的隐患。

可以补铁的食材推荐：红色瘦肉、鸡蛋、西兰花、菠菜、绿叶蔬菜、全麦面包和谷物，等等。缺铁性贫血的孕妈，在孕期要避免喝浓茶类饮料，因为浓茶类饮料会影响铁的吸收。在 Jojo 印象里有一个女患者，月经量不多，饮食也很规律，全身检查未发现任何出血的地方，且造血功能正常，但是很奇怪的是她一直被诊断为轻度贫血，找不到原因。Jojo 后来进行深究，发现该患者一直有个习惯，就是在饭后喝一杯浓茶。这个习惯影响了铁的吸收，导致了慢性贫血。在改变饮食习惯，停止喝浓茶后，患者贫血的症状得到明显改善。

　　孕妈在孕期产检时也可咨询营养师，让营养师协助你调整饮食。这样既可以适合自己口味，又能补充相应的元素。

四、孕期一定要产检

　　虽然大部分的孕妈都能按时产检，但仍然有极少部分的孕妈不按时产检，甚至不产检。这是非常错误，甚至危险的行为。

　　产检的目的是将妊娠期内、外科合并症（就是怀孕引起的疾病）检查出来，并进行管理、治疗；对胎儿畸形或者其他问题，可以早发现、早治疗、早处理。总之，产检是为了降低孕产妇的死亡率及新生儿的出生缺陷。

　　大家可不要觉得这是小题大做。对于古代女性来说，生小孩就意味着一条腿踏进了鬼门关，这说明怀孕就是一件冒风险的事情。虽然随着科技的进步，人们健康意识的增强，在医护人员和孕妇共同努力下，孕期的风险比以前已明显降低了，但大家还是要重视产检，不要抱着侥幸的心理哦。

　　虽然人群中胎儿的畸形发病率很低，但是，不怕一万就怕万一，孕妈们还是乖乖产检吧。

五、孕期多和产检医生沟通

怀孕期间，孕妈们遭受着诸多身心的不适。现代快节奏的生活和工作压力很大，孕期及产后抑郁症发病率明显增高。因此，推荐在整个产检期间，孕妈们只要有身体或者心里不舒服，就应该和医生沟通。医生会帮助你判断：这是正常的生理性不适还是病理问题，是否需要进行干预、治疗。除此之外，孕妈与医生及时沟通还可以发现疾病的早期征兆。这样有助于对发现的疾病进行早期的干预治疗，以便将妊娠风险降低。

我在门诊产检坐诊期间，还是很喜欢和患者沟通的。准妈妈分享的孕期的点点滴滴都是宝藏，作为医生，我也从中学到了不少。

六、孕期多参与孕妇学校课程

孕期，产检医院会给相应孕期的妈妈们提供孕妇学校课程。

这些课程主要针对孕期一些注意事项进行说明和产检指导。我非常推荐初孕妈妈们在孕期去参与这类课程。一方面很多孕妈对这方面的知识并不清楚，通过孕妇学校可以获取可靠的怀孕相关知识；另一方面，孕妈可以接触到同期怀孕的准妈们，相互交流心得，一起排忧解难。

37 原来这些全是谣言！

怀孕后大家可能经常会听到一些民间说法。但是你不知道这些民间说法，好多都是妥妥的谣言。今天 Jojo 就来盘点一下那些孕期的伪科学。

一、孕期必须剪头发，不剪头发会脱发吗？

答：真相是孕期剪不剪头发都可以，按照你的喜好即可。

我们的头发从生长到脱落，会经历生长期、退行期、休止期，90% 的头发都在生长期，小于 1% 的头发在退行期，约 10% 的头发在休止期，经过 4~6 周休止期后头发就会脱落。每天有 50~150 根头发脱落。

孕妈怀孕之后，激素会发生变化。此时头发从生长期过渡到休止期的进程会减慢，生长期比例的头发会增加，因此大部分妈妈孕期头发会变密、变厚。

孕妈生完宝宝之后，激素下降。产后 1~5 月，休止期头发的比例增加，此时会产生一种"休止期脱发"的表现，脱发会增加。这种脱发的症状会在 15 个月内缓解。

另外，雄激素性脱发主要发生在妊娠晚期，额顶部发生脱发，生完孩子后会自然消退，极少部分会持续存在。

二、孕期不能吃辣？吃辣会爆痘吗？

答：孕期可以吃辣，但是要适度（吃了不腹泻，不能觉得胃肠不舒服）。

而且，吃辣其实不会爆痘。

吃高糖、高脂肪的食物才容易长痘痘，比如蛋糕，因为这类食物会刺激皮脂腺的分泌更加旺盛，过多的皮脂会导致皮肤油腻，让人更容易长痘痘。

如果吃辣就长痘的话，那四川女生应该经常长痘痘。但四川女生长痘痘的比例好像并不比其他地区多。

三、孕期不能泡澡、蒸桑拿？

答：理论上孕期是可以泡澡、蒸桑拿的。

孕早期，持续高温对胎儿健康会产生影响，因此建议孕早期不要泡澡、蒸桑拿。

孕中后期，如果想泡澡、蒸桑拿，最好不要超过10分钟。如果孕妈在泡澡期间有不舒服，就要立刻停止泡澡。

四、孕期不能化妆？

答：孕期可以化妆。没有一种研究认为怀孕时化妆会导致胎儿畸形。

有大约 1% 的胎儿畸形是因为使用化学品或者药物导致的。但是此类因素所导致的胎儿畸形有一个前提：孕妈对化学物质的接触要达到一定的累积剂量。

我们平常化妆、护肤接触到的化学品，被吸收到身体内的剂量还是很少的，所以，不会因为你化了妆就导致胎儿畸形了。我们前面指的化学接触是职业接触，比如化工厂的工人。

关于化妆，Jojo 给孕妈几点小建议：① 选用无添加、合格的护肤、化妆产品。② 淡妆为主。③ 注意卸妆。

五、孕期不能喷香水？

香水的原料分为天然的和人工的两种。

市面上，大部分香水都含有人工合成的香料，孕妇长期大剂量使用，可能对胎儿的健康有危害。

为了安全起见，Jojo 建议不要在怀孕期间使用含有人工合成香料的香水，最好选用纯天然原料制作的香水。

很多产科专家也建议，在重要场合可以使用香水，但是不要经常用。

有些女性怀孕之后，自己就不喷香水了，因为香水成了刺激她呕吐的一个因素。细心的孕妈会发现，产科门诊的很多医生是不喷香水、不涂味道很重的护手霜的。

六、孕期多吃含维生素 C 的水果能让宝宝变白？

答：我们皮肤的颜色是由我们的基因决定的。如果爸妈本身皮肤颜色偏黑，那即使孕妈在孕期吃了一些含有维生素 C 的食物，也不会让宝宝的皮肤颜色变得更白。

七、屁股大容易顺产？

答：其实应该是骨盆条件好的女性，更容易顺产。而屁股的大小主要由骨盆条件、臀大肌和脂肪来决定，如果只是后两者较大，那么和顺产关系并不大。

八、电子产品都有辐射，所以孕期要远离所有电子产品，甚至是 Wi-Fi ？

答：在怀孕的早期，对胎儿的累积辐射量要达到 50~100mGy（毫戈瑞，10mGy=1rad，1rad=1000mrad）才有可能引起胎儿出生缺陷的发生率明显升高。

我们平时拍腹片（X 光片）的辐射量大概是 1mGy，胸片检查时胎儿受到的照射剂量更低，为 0.02~0.07mrad。这相当于连续拍腹片 50 次，才有可能达到伤害宝宝的辐射剂量。

生活中，我们接触不到这么大的辐射量，而且电子产品是非电离辐射，并不会影响胎儿健康。

九、孕妇睡觉必须朝左侧睡？

答：很多妇产科医生建议孕妈左侧睡，主要是根据人体大血管的分布考虑的。人类的脊椎在人体的正中间，下腔静脉位于人体右侧（少部分变异的人例外），腹主动脉在人体左侧。

进入孕中晚期之后，如果孕妈处于平躺仰卧位的话，那增大的子宫会压迫下腔静脉，且子宫也是轻微右旋的。

采用平躺的睡姿，不少孕妈的血液循环会受到影响。此时，孕妈会感觉心慌、气短、不舒服，其睡眠也会因此受到影响。在同样受压的情况下，静脉受影响的程度会更大，因此，建议采用左侧卧位。

但是，如果孕妈觉得右侧卧位更舒服，也可以采用右侧卧位。

目前若没有特殊情况，只要孕妈觉得舒服，用哪个姿势睡觉都可以。

十、孕期不能喝冷饮、吃冰激凌？

答：当人体受冷的时候，毛细血管会收缩，这是正常的生理反应。但是冷饮和冰激凌是不会引起宫缩的。

否则，过了预产期的妈妈，也不要到医院来引产了，自己在家吃冰激凌不就行了吗？

所以说，孕期不能吃冰激凌是彻头彻尾的谣言。

但产科医生一般会建议孕妈少吃冰激凌。主要原因是孕期吃东西要求均衡、全面、适量。冰激凌也是可以吃的，但是不能多吃。主要是担心对孕妈的胃肠不好，引起腹泻。另外，冰激凌一类的食物，含糖量太高，吃多了会使孕期体重不好把控，因此建议孕妈少吃冰激凌。

十一、多喝猪蹄汤能下奶？

答：喝猪蹄汤下奶其实是没有科学依据的。

乳汁的分泌，有很强的"按需生产"的特性。生完宝宝之后，母体就随时处于"get ready"（准备好）的状态，只要受到刺激（开工信号）就会开始分泌乳汁。而这个刺激主要是宝宝吃奶时的吮吸。

所以刺激母乳分泌最好的方法，还是让宝宝多吸奶，让孕妈适当补水、注意休息！

而且，猪蹄汤内含有大量的脂肪、嘌呤，喝太多不但容易引起肥胖，还影响身体健康。

识破这些谣言之后，是否觉得孕期的生活变得没有那么多条条框框，更加舒坦了呢？希望孕妈们都能识破孕期谣言、科学孕育、健康生活，让孕期成为妈妈们一生中最美好的回忆！

38 防辐射服，是刚需还是鸡肋？

防辐射服，基本上孕妈人手至少一件，其受欢迎程度和商家的大力鼓吹很有关系。但其实，它的作用有点儿过度夸张了。

物理课本告诉我们，任何温度高于绝对零度的物体都会产生辐射。简而言之，我们生活的环境，其实遍布辐射，例如灯光、阳光。其中有害的主要是电离辐射，比如伽马射线这类。

如果一种物质的辐射量要影响到胎儿，其辐射的总量（阀值）至少要达到 50~100mGy 以上。而日常生活中，我们基本接触不到这么大的辐射量。即便是拍一次 X 光片，所接受的辐射量，也只相当于你坐一次 12 小时的飞机所受的辐射量。

更不要说日常接触到的电脑和手机的辐射量更是微乎其微了。早在 1991 年，《新英格兰医学杂志》上的一篇研究，对 2430 名女性接线员进行随访发现，在显示器前工作和不在显示器前工作的两组女性，在流产率上没有差别。也就是说，电脑或电视机的辐射不会导致妇女流产。

国内也有类似的研究，对 1400 名孕妇进行随访对比，孕期防辐射服的使用并不会降低早产、胎盘异常和前置胎盘的发生率。

就目前而言，没有统计数据显示，日常接触的微波炉、手机、电视机、电脑等的辐射会导致孕妇流产、胎儿畸形，更不用说自然环境中的辐射了。

而市面上，动辄几千元的防辐射服，基本上都是小褂子类的，本身防辐射的能力就有限。若真的能接收到影响健康的辐射量，那穿孕妇防辐射服也达不到保护人体的作用，这时需要穿类似在电影里看到那种专业的防辐射服才可以。

因此，孕妇的防辐射服显得特别鸡肋，名不符实。

39 孕期能不能在电影院看电影？

最近院线上映了不少口碑不错的电影，很多孕妈很想去看，但是又担心看电影噪音太大，会损伤宝宝听力。

所以问题来了，孕妈到底能不能进电影院看电影呢？

看一场电影对宝宝的听力有影响吗？

答：可以看，没有影响。

一、胎儿听力发育常识

关于胎儿的听力，大家先了解一下常识。

宝宝在妈妈肚子里，第 8 周听力器官开始发育，到 20 周左右已经基本完善，到孕晚期接近成人。

所以，大家可以明确知道，孕早期 2 个月内，孕妈在电影院看电影是肯定不会影响到胎儿的，因为他 / 她还没有听力。

孕中晚期需要留意噪音暴露。

二、关于噪音危害

孕期内什么样的噪音会对胎儿的听力造成损害呢？

Jojo 翻了不少文献，发现虽然大多数国家都有关于职业噪音暴露的相关规定，但是其中并没有特别针对孕妇和胎儿的条例。

美国国家职业安全卫生研究所（NIOSH）建议所有人在噪音大于 85 分贝的环境下工作时间不能超过 8 小时。

也就是，长时间（大于 8 小时）接触大于 85 分贝的噪音就会造成听力损伤。

当大人暴露在噪音范围内时，胎儿也无可避免地要接触噪音，并且没有办法使胎儿免受噪音的影响。

虽然有很多研究致力于探究"长时间的噪音危害，对宝宝出生体重和早产风险的影响"，但结果并不一致。

总体来说，当孕周足够大，暴露噪音时间长，确实很有可能会对胎儿造成不良影响。

每天暴露在超过 85 分贝噪音环境中的孕妈与暴露在 75 分贝噪音环境中的孕妈相比，前者的胎儿有听力障碍的概率更大。

NIOSH 对噪声暴露的限制如下：85 分贝时最长暴露时间为 8 小时；88 分贝时最长暴露时间为 4 小时；91 分贝时最长暴露时间为 2 小时，等等。

三、看电影会造成胎儿听力损伤吗？

在电影院看电影会接触多少噪音呢？

· 一般交谈，音量约 50 分贝；

· 割草机制造的噪音约 90 分贝；

· 电钻声音约 100 分贝；

· 飞机起飞声音约 120 分贝；

· 救护车鸣笛或者鞭炮爆炸声为 120~155 分贝。

而电影院的音响音量大部分时间都在 80 分贝以下，极少部分激烈战斗场面的音量可能在 80~100 分贝之间。当然，过于激烈的枪战片可能除外。电影目前的放映的时间多为 2~3 小时。

所以，根据之前的叙述，在 85 分贝的噪音环境中待小于 8 小时对孕妈和胎儿都是安全的。

胎儿听到的声音是经过腹壁、子宫、羊水阻隔的。实际上，胎儿听到音量分贝比孕妈听到的还要降低好几个档次。

绕了一个大弯，Jojo 只是要有理有据地说出结论：孕期是可以在电影院看电影的！

Jojo 尤其想对那些不允许孕妈去电影院看电影的婆婆、妈妈、老公、七大姑、八大姨说一句：

"孕妈是可以在电影院看电影的！"

四、孕妈看电影须知

第一，不要选枪战、恐怖、太过煽情的影片，以免情绪波动太大造成孕妈不适。

第二，看电影期间不建议久坐，观看 1 个小时左右可以活动几分钟（例如上个厕所）。

第三，孕妈本身易患晕动病，因此近期有头晕等不适的准妈要暂缓观影。

第四，选人少的场次，选靠后、靠过道的位置。

第五，看电影期间如果出现胎动频繁或有其他不适，建议暂停观影。

祝孕妈都能安全观影，度过一个愉快的孕期。

40 脐带绕颈，该怎么办？

脐带绕颈，指的是脐带在胎儿颈部环绕 360°。足月时脐带绕颈的发生率为 15%~34%。

绕颈的脐带可以松也可以紧，可以一周甚至多周。脐带绕颈是随机发生的，可能和胎动较多或脐带过长有关系。

脐带绕颈可以随时形成然后松解，还可以再次形成，或者持续存在。

临床上主要通过 B 超来发现脐带绕颈。

很多孕妈对脐带绕颈非常担心。但大量的数据表明，脐带绕颈不会使任何有临床意义的胎儿 / 新生儿发生不良事件的概率出现统计学意义的增加。

简单来说，就是脐带绕颈并不会增加胎儿的风险，不会引起早产或者胎儿宫内缺氧，也不影响分娩方式，脐带绕颈的妈妈也是可以阴道试产的。

在工作期间，我曾经接生过一个宝宝。虽然这个宝宝脐带绕颈 5 周，但仍是顺产出来的。

医学界普遍认为脐带绕颈是妊娠期的正常现象，它的存在不会影响生宝宝时医生的处理方案。因此国外的妇产科医生都建议在产检时不要常规筛查脐带是否绕颈，也不会在 B 超单内注明脐带绕颈，以免造成孕妈的紧张和压力。

如果你非要问，有脐带绕颈胎儿的孕妈需要注意哪些事情？我会告诉你，孕妈们需要：

· 定期产检。

· 数胎动。（数胎动的方法详见相关章节）

在胎动减少时需要及时与医生沟通。

41 你知道吗？这些行为可能导致早产

现实生活中有很多被我们忽略，或者逞一时之快而导致早产的情况，Jojo 今天给大家盘点一下。

一、哪些因素会引起早产？

1. 感染

很多孕妈有个误区，一概而论地认为在孕期最好不用药。她们在孕早期筛查发现支原体感染或者霉菌感染，而且有明显阴道炎症状的时候，仍然拒绝用药治疗。这个做法是极其错误的。医生给你开具的药物对胎儿是没有影响的。如果你不用药，就会为以后引起宫内感染留下隐患。如果女性在备孕期间就发现有阴道炎，那就需要治疗之后再怀孕。

子宫相邻的器官包括膀胱和肠道。如果相邻的器官产生感染和炎症，比如阑尾炎、泌尿道炎症，可能会因为炎症未能得到控制，或者感染加重使得临近的子宫受到牵连，诱发早产。

还有部分的感染找不到来源。在宝宝已经早产之后，医生将胎盘娩出送病理检查，才发现孕妇患了绒毛膜羊膜炎。

2. 胎膜早破

胎膜是包裹在胎儿外面的一层薄膜，一般在正常分娩宫缩情况下破裂。胎膜破裂后羊水便流出来。正规宫缩前出现的胎膜破裂，称胎膜早破，俗称羊水破了。一旦胎膜早破，宝宝就和外界相通，没有了保护膜的保护。感染风险增加。宝宝也就要分娩出来了。

胎膜早破常常由于感染或外力等因素引起，比如孕期不正确的同房引起的胎膜早破。

我曾经遇到一个病人，怀孕已超过 28 周，和老公跑去游乐园玩过山车。因为过山车一上一下的外力导致羊水破了，最后小孩早产。虽然积极治疗，但因为胎儿脏器实在发育不好，最终夭折了。这令人非常惋惜。

还有一个问题就是孕后期坐飞机。为什么孕后期，特别是怀孕 8 个月以后，医生不太建议出行坐飞机呢？第一，因为飞机起飞和降落时气压差改变较明显，会出现失重和超重状态，容易让孕妈产生不适感。严重时还可能出现下腹疼、阴道流血。第二，因为飞机舱内非常干燥、氧气密度下降，会引起大部分孕妈的不适。目前，大部分航空公司允许怀孕 36 周以下的孕妇乘坐飞机，部分航空公司要求乘坐国际航线的孕妇旅客的孕周更小。所以，孕期非得乘飞机的姐妹，一定记得向航空公司了解相关的要求。

3. 子宫过度膨胀

如果把子宫比作气球，那子宫的内容物越多，子宫就涨得越大。常见的有多胎妊娠（双胞胎和多胞胎）、羊水过多等因素引起的子宫过度膨胀。所以，不要羡慕那些怀双胞胎的妈妈们，因为她们所要承担的早产风险可比单胎妈妈高得多。

4. 胎盘因素

胎盘是供给胎儿养分、氧气的场所。胎盘正确的位置是在子宫底部，黏附在子宫体壁上。如果胎盘与子宫壁部分或全部分开（专业术语叫胎盘早剥）或者胎盘的位置往下移至子宫下段，部分或全部覆盖宫颈内口（专业术语叫前置胎盘），就可能引起早产。

物理性外力可能会诱发胎盘与子宫剥离（分开），形成血肿导致胎盘剥离；更严重的会导致子宫卒中（简单说就是血肿的血侵入子宫肌层）。患子宫卒中的部分病人甚至需要切除子宫来保命。影视剧中类似的情节很多，并不完全是空穴来风的。

Jojo 需要提醒大家的是，孕妇在孕期尽量不要让外力撞击到下腹部，平时穿平底鞋，避免摔跤、腹部着地等。

5.宫颈内口松弛

这种情况有些是先天的，有些是后天引起的。分娩过程是宫颈口先打开，然后胎儿再娩出。如果把怀孕的子宫比作气球，那宫颈内口松弛就像气球的充气嘴没有捆紧。一旦宫颈内口松掉，其中的胎儿也就"跑"出来了。这类病人最好在孕中期进行宫颈内口环扎术。

6.孕期有一些合并症，需要终止妊娠

部分孕妈妈在孕前就有严重的疾病，比如严重的高血压、心脏病，或者妊娠期才会得的系列合并症，譬如重度子痫前期。这个时候医生出于对孕妈的健康考虑，即便怀孕未满37周，医生也会建议孕妈终止妊娠，这种早产叫医源性早产。具体分娩方式是根据分娩条件决定的。

因为医疗水平的局限性，部分早产还找不到原因。对于此类问题，医生和科学家也在不断探索中。

二、如何避免早产？

第一，孕前筛查和治疗泌尿道、生殖道感染和各类基础疾病（糖尿病、高血压等），控制好病情再怀孕。

第二，怀孕后定期产检，发现合并症应配合治疗，避免病情

恶化。

　　第三，孕后期节制同房，避免下腹部受物理外力伤害，预防胎膜早破。

　　第四，宫颈内口松弛者，孕期可以行宫颈环扎术。

　　这些已知的危险因素，希望各位准妈妈们平时在生活中注意尽量避免，并数好胎动、定期产检。出现腹痛、阴道出血、阴道排液等情况时要及时就医。此外，遇到突发事件也要多多考虑宝宝的安危，少安毋躁，尽量避免正面的暴力冲突哦！

42 那些早孕见红的孕妈后来都怎么样了？

每一名孕妈，尤其是第一次生宝宝的妈妈们，对孕期见红总是非常紧张。Jojo 有个患者晓晓，刚怀孕 1 个多月，晚上无诱因出现了阴道出血，吓得半死，半夜打电话向我咨询。

Jojo 很能理解孕妈们这种害怕惊慌的心情，因为孕妈每天都可以看到铺天盖地的流产广告，再加上对宝宝的担心，其神经自然绷得紧紧的。

那么，怀孕早期的阴道出血，到底是不是要流产了？还有其他原因会引起妊娠早期阴道出血吗？孕妈怀孕早期阴道出血该做哪些检查呢？一大箩筐的问题接踵而来。

今天 Jojo 就和大家聊聊孕早期阴道出血的那些事。

一、什么是孕早期阴道出血？

孕早期（怀孕 $0\sim13^{+6}$ 周）出现阴道出血，就是早孕见红。这种现象非常常见，可发生在 20%~40% 的孕妈身上。

出血可多可少，表现为持续性阴道出血，或者间歇性阴道出血，有些还会伴有腹痛。

二、什么原因会引起孕早期阴道出血？

最常见的四种非创伤性孕早期阴道出血的原因包括：

·宫外孕、疤痕妊娠。

·自然流产，包括先兆流产、难免流产、不全流产、完全流产。

·胚胎着床。

·宫颈、阴道或者子宫病变，例如宫颈息肉、炎症、滋养细胞肿瘤等。

在这四种出血中，最多见的是自然流产相关性出血。健康的女性怀孕后自然流产的风险是 15%~20%。在这群人中，1% 的女性还会因为出血过多需要输血治疗。

宫外孕在健康的女性中发生率约为 2%，也就是 100 个怀孕女性中，就有 2 个女性可能是宫外孕。宫外孕是孕早期出血疾病中，最让人担心和紧张的疾病，因为宫外孕在严重情况下失血过多可能会导致怀孕女性死亡。因此，孕早期阴道出血首先需要排除的疾病，就是宫外孕。

三、孕早期阴道出血需要做哪些检查？

1. 详细询问病史

需告知医生出血程度（是一点点出血还是像来月经一样出血），有没有腹部疼痛（这对鉴别宫外孕有帮助），有没有宫颈息肉病史，既往有没有同房后出血（帮助鉴别是否是宫颈问题引起的出血），出血过程中有无组织物排出（部分流产的妈妈，妊娠孕囊已排出），有无流产病史（如果有 2 次及以上的流产史，考虑自然流产的可能性较大）。

需要提到一点，如果孕妈做的是试管婴儿，那么宫内、宫外同时妊娠的风险会增加，需要警惕。

2.B 超检查

B 超检查的目的，一是确定是否为宫内怀孕，排除宫外孕，二是检查胚胎是否有心管搏动。

极少部分的妈妈，怀孕后会出现宫内孕和宫外孕并存的情况。也就是，孕妈怀了两个胚囊，一个在子宫内，一个在子宫外（宫外孕）。这时候医生需要根据 B 超和病史一起来评估。

在目前的从医生涯中，Jojo 还真的遇到过一次有这种情况的孕妈，幸好当时给患者做了腹腔镜下宫外孕的单侧输卵管切除以及刮宫。手术后的病理检查显示，输卵管和子宫刮出物中都看到了妊娠绒毛，确诊是宫内孕合并宫外孕。

需要提到一点，WHO 推荐孕早期需要进行阴道 B 超，以明确是否为宫内早孕。孕妈如果非常害怕经阴道 B 超，那也可以选经腹部 B 超。B 超没有辐射，不会影响宝宝。

阴道 B 超无须憋尿，腹部 B 超需要憋尿后检查。不用担心，无论腹部 B 超还是阴道 B 超，都不会引起流产。

3. 妇科检查

医生可能需要用扩阴器检查阴道和宫颈，以此判断宫颈是否有息肉或者其他问题，并判定出血的来源。

同时，医生还会检查孕妈的子宫大小和孕周是否符合。正常情况下子宫在孕 6~8 周时的大小约等于梨子的大小，在 8~10 周时约等于橙子的大小，10~12 周时约等于葡萄柚的大小。对于有腹痛症状的孕妈，在检查过程中，医生还需查看其附件区是否有包块及压痛，以便鉴别宫外孕。

宫颈和阴道检查十分必要，尤其是那些怀孕前从未做过任何妇科检查和体检的女性。

通过检查宫颈和阴道，医生可以帮助你排除阴道肿瘤、阴道疣、宫颈息肉、宫颈肿瘤等问题。同时，医生在检查时还可以查看到宫颈是否有张开（此征决定了是先兆流产，还是难免、不全流产）。

临床上，的确有做了妇科检查之后流产的案例。其实，这只是时间的巧合，流产和做妇科检查并没有关系。

这种情况的流产，即便是不做妇科检查，也会发生。换句话说，正规的妇科检查不会影响到宝宝，也不会引起流产。

4. 抽血检查，随访血 hCG（人绒毛膜促性腺激素）及黄体酮

这里需要强调的是，一旦确定是宫内早孕、活胎，血 hCG 的监测作用也就没有那么大了（所以孕早期，如已确定是宫内活胎，那反复抽血查 hCG 并没有意义）。

只有当 B 超无法确定是宫内孕还是宫外孕，无法确定胚胎是否是活胎时，连续监测血 hCG 才有意义。

监测血 hCG 时，通常有这几种情况：

hCG 是一种糖蛋白，由 α-hCG 和 β-hCG 两个亚单位构成，临床上抽血检测的主要是 β-hCG。

· β-hCG 浓度下降，提示非活胎的宫内妊娠或者流产型宫外孕（宫外孕也有可能自己流产），但是不能明确是宫外孕还是宫内孕。

· β-hCG 明显升高。99.9% 的宫内早孕活胎，会表现为 48 小时内 β-hCG 升高超过 35%。

· β-hCG 水平达到平台期或者上升很缓慢时，例如 48 小时内 β-hCG 升高小于 35%，提示宫外孕或者异常宫内妊娠。

如果当 β-hCG 的水平大于 2000 U/L 时，医生仍未发现孕妈有宫内妊娠，那应高度怀疑宫外孕。

提醒大家一点，这一标准并不是绝对的，其结果在一定程度上受到 B 超医生的水平、检查机构能力，以及早期多胎可能性的影响。

　　早期宫内双胞胎或者多胞胎，也会出现血 hCG 升高大于 2000U/L，B 超暂时看不到胚囊的情况。虽然这种情况很少见，但是不能排除。

　　尤其是那些强烈希望保胎的孕妈，做决定前需要慎重。

　　黄体酮对孕早期妊娠的判断能力，不及 hCG，因为黄体酮的分泌具有波动性，在怀孕 8 周左右还可能出现生理性的下降。

　　因此，国内外专家都不推荐患者频繁地监测血黄体酮水平。

　　在目前一项 16506 人参与的前瞻性病例系列研究中，妊娠早期没有出血、轻度出血和大量出血的孕妈，24 周前流产的发生率分别为 0.4%、1%、2%。

　　因此,不难看出,有轻度出血症状的孕妈只有 1% 会发生流产。所以见红并非意味着就要流产了。

　　那么，发生孕早期阴道出血的孕妈，不要慌张，需到医院配合医生检查。医生会结合病史、B 超、血 hCG、妇科检查等帮你制定后续的治疗方案。

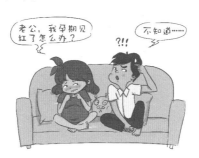

43 奇思妙想，猜猜宝宝会长什么样？

　　娜娜最近开始有各种奇思妙想，刚过了猜测宝宝性别的热潮，就开始自顾自地描绘宝宝的长相，并咨询我的意见。我又不是什么先知，怎么会知道宝宝具体长什么样。

　　娜娜不依不饶，你们医学中不是有什么遗传学吗？总归可以从遗传角度，大致勾勒出宝宝的长相吧？

　　既然她这么说，我们就从遗传的角度来探讨下。

　　人类有 46 条染色体（23 对）。这 46 条染色体一半源于父亲，一半源于母亲。人体总共有数万条基因。在结合成受精卵的时候，这些基因排列组合可高达数千万亿种可能性。俗话说，世界上没有相同的两片叶子。在分娩之前完全说准宝宝的长相，确实有难度。我们只能大概描绘下宝宝的长相。

一、眼睛

　　人类的单眼皮其实是进化的结果。所以单眼皮的小仙女不要觉得不开心。双眼皮基因是显性遗传的，单眼皮基因是隐性遗传的。也就是说，双眼皮的爸妈，可以生出单眼皮的小孩，但是单眼皮的爸妈，生不出双眼皮的小孩。

　　眼睛的大小也是一样的道理。也就是，大眼睛的爸妈可以生出来大眼睛或者小眼睛的小孩。如果爸妈都是小眼睛，那他们所生的小孩也会是小眼睛。

二、鼻子

　　外貌一枝花，全靠鼻当家。鼻子是五官中最重要，并影响整体美观的部分。

　　亚洲人的鼻子普遍比较扁平，高鼻梁的人明显比欧美少。鼻子的基因是多基因遗传，不是单个基因影响的。

　　高鼻梁也属于显性遗传。中美或者中欧混血的小孩鼻梁大概率都非常挺拔。所以，如果爸妈鼻子都塌，小孩也会是塌鼻子。如果爸妈中有一方鼻梁比较高，那么小孩可能是高鼻梁也可能是塌鼻梁。

三、牙齿

　　一口洁白整齐的牙齿，是漂亮笑容的基本配置。

　　小朋友的牙齿最初都还不错，但换牙后的牙齿整齐与否，和是否养成良好的用牙习惯、是否注意护理都有关系。

　　但有一点要注意的是，如爸妈一方有牙齿对合问题，那这对父母的下一代遗传此类疾病的概率较高（约 1/3）。值得欣慰的是，现在牙齿整形的技术已经相当先进。在欧美，有条件的家庭都会选择为小朋友箍牙。如果小朋友换牙后牙齿不整齐，那可以考虑寻求牙科医生的帮助。

同时，需要提醒各位爸妈的是，在小朋友幼年期牙齿发育过程中，使用四环素等药物，会导致牙齿变黄，医学称作四环素牙，因此，家长给小朋友用药时一定要警惕，切勿错误用药。

四、脸型

爸妈的脸型都是瓜子脸，下一代也是瓜子脸。但是爸妈一方是很明显的国字脸，下一代是国字脸的概率会非常大。

五、头发

黑发是显性遗传，金发是隐性遗传，混血儿基本都是黑色或者栗色的头发。很少有混血儿拥有一头金发。当然，如果爸妈是黑头发，那其后代当然也是黑头发。

六、皮肤

皮肤是多基因遗传的。有色皮肤会比白色皮肤更容易遗传给下一代。例如，亚洲人（黄皮肤）和非洲人（黑皮肤）生的小孩，会偏黑一些。非洲黑人和欧洲白人生的小孩，皮肤会呈棕色或黑色。皮肤的颜色除了由先天爸妈给的基因决定外，还受到后天是否做好防晒的影响。在宝宝的成长过程中，肤色也会改变。Jojo 小时候皮肤特别黑。家人给我起了一个绰号，叫作"黑馒头"的（不知道是不是很多姐妹和我一样，小时候被这样"歧视"过）。但从小学开始，我越长越白，当然 Jo 爸比较黑，Jo 妈皮肤很白。我也认识一对双胞胎姐妹：妹妹很白，姐姐却很黑。因为姐姐酷爱游泳和漂流，长期在户外运动，所以皮肤比妹妹黑了很多。

结合这些，大家是不是可以大概勾勒出未来宝宝的样子了？以上内容仅供参考，实际以宝宝"出厂"状态为准。但在 Jojo 看来，人生三分天注定，七分靠打拼。大家应该更多关注宝宝的健康，不要那么在意长相，因为不管怎样，都是亲生的嘛！

44 给高龄准妈妈们的建议

高龄孕妇，在娱乐圈真的是不少见。女明星们似乎更愿意把 35 岁前的最佳生育阶段留给自己的事业。

据媒体报道，大 S 在 41 岁时怀上第三个孩子，但最终由于胎停，遗憾地终止了妊娠。要知道她在 39 岁生第二个孩子时，就进过 ICU（重症监护室）。

亚洲女神林青霞生第二个女儿时 46 岁；"奶茶"刘若英 45 岁产子；贾静雯 42 岁生下第三胎——波妞……

类似的例子比比皆是。

因为现代生活的压力、职业、个人选择等因素，很多女性选择延后了生育时间。我们推荐的生育年龄是 25~30 岁。大于 35 岁的孕妈被称为高龄孕妇。

高龄孕妈和年轻孕妈相比，确实面临很多的挑战，但也不要沮丧，因为，我们仍然可以采取方法降低风险。那么，高龄生育主要有哪些风险呢？让我为大家一一道来。

一、流产风险增高

35 岁以上的孕妈自然流产风险为 25%，40 岁以上的孕妈流产风险为 35%。

流产风险增加的原因，主要与卵子质量下降、子宫和激素的改变等因素相关。大部分的流产都在孕 6~14 周发生。

应对措施：根据情况，适当进行保胎。孕早期避免剧烈活动，注意休息。

二、宫外孕的发生率增高

30 岁以内的女性宫外孕的发生率大约为 1%。年龄大于 35 岁的女性比 30 岁以内的女性发生宫外孕的概率增加了 4~8 倍。

宫外孕发生率增高的原因，主要是随着年龄的增加，宫外孕发生的危险因素会累积，比如盆腔感染和输卵管疾病。

应对措施：尽量避免宫腔操作，比如人流；规范治疗盆腔炎；孕早期 6 周左右做 B 超确定宫内早孕。

三、胎儿畸形的风险增高

30 岁以内的孕妈生出患唐氏综合征胎儿的概率为 1/959。35 岁以上的孕妈生出患唐氏综合征胎儿的概率为 1/338。40 岁以上的孕妈生出患唐氏综合征胎儿的概率为 1/84。

应对措施：做相应的畸形筛查。孕妈应在怀孕 11~13 周做早唐筛查，在怀孕 12~22^{+6} 周做无创 DNA 检测或 16~22 周做羊水穿刺。对于大于 35 岁的孕妈，医生推荐做羊水穿刺，因为羊水穿刺准确率更高，且为诊断手段。

四、妊娠期高血压等内科疾病风险增高

年龄在 35 岁以上的女性在孕期被诊断为妊娠高血压的概率是 30 岁女性的 2~4 倍。普通产科人群中妊娠期高血压疾病的发生率为 3%~4%，40 岁以上女性妊娠期高血压疾病的发生率增加到 5%~10%，50 岁以上则高达 35%。

应对措施：饮食均衡适量，切忌大补特补；40 岁以上的女性，孕早期要进行补钙，必要时酌情使用阿司匹林预防妊娠期高血压疾病，定期做产检，适当运动。

五、妊娠合并糖尿病发生率增高

40 岁以上的女性妊娠合并糖尿病的发生率是 20~29 岁女性的 3~6 倍。普通产科人群中糖尿病的发生率为 3%，40 岁以上的女性该发病率增加到 7%~12%。

应对措施：少吃多餐，均衡适量饮食，可以在营养师的指导下安排合理饮食。如果孕妈被诊断为妊娠期糖尿病，那需要孕妈合理饮食，加强运动。如果孕妈的血糖控制不佳，则建议使用胰岛素。

六、前置胎盘发生率增高、围产期并发症发生率增高

年龄和产次似乎是前置胎盘（可以理解为胎盘位置很低，容易引起孕期或者分娩时出血）的独立危险因素。40 岁以上的初产妇与 20~29 岁的妈妈们相比，前者出现前置胎盘风险的概率是后者的 10 倍。年龄大的孕妈出现早产的概率也会增高。

应对措施：定期产检，根据胎盘位置决定最后的分娩方式（胎盘距离宫颈内口大于 2cm，无其余特殊情况，可以选自己生）。

给高龄孕妈们的建议：

·孕前补充叶酸，孕期定期产检。35 岁以上的高龄孕妈，要在孕 38~39 周进行超声检查，评估宝宝的生长情况和羊水量，1 周进行 2 次产前胎心监测。

·做好畸形相关筛查。

·孕 28~32 周开始数胎动。

·少吃多餐，均衡适量饮食。

·孕期适度运动，保持体重正常增长。

·大于 40 岁的高龄孕妈如果钙摄入量低（钙的摄入小于每天 600mg），可以在孕早期就开始口服钙（1.5~2g/d），以预防妊娠期高血压。

·根据具体情况，决定是否用阿司匹林预防妊娠期高血压。

和年轻妈妈相比，高龄孕妈也不是一点儿优势都没有。高龄孕妈思想会更加成熟，经济能力一般也更加稳定。

怀孕是一个正常的生理过程。相比于年轻的孕妈，年龄大的孕妈可能会承担更多一点儿的风险。作为医生，我们希望将这些风险降低，也希望每个高龄孕妈都能顺利分娩。

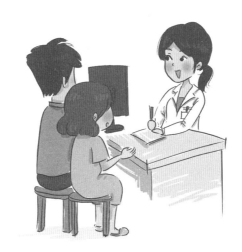

45 呕吐厉害能和胚胎好坏挂钩吗?

妊娠早期,有不少孕妈会出现反酸、恶心、呕吐等症状,这属于早孕反应。孕期孕激素升高,使得胃贲门括约肌松弛,胃里面的酸性内容物容易反流,引起食管下段产生烧灼感。这种感觉在晨起时更明显,俗称为反酸、晨吐。

妊娠早期恶心、呕吐严重,会引起脱水、酮症,甚至酮症酸中毒。这个时候就不单单是早孕反应了。这种疾病叫作妊娠剧吐,需要住院治疗。有 1% 的孕妈会有妊娠剧吐反应,需要医生帮忙处理。

在门诊,不少孕妈问 Jojo,坊间流传妊娠呕吐越厉害,说明宝宝发育就越好。这是真的吗?

答案是,这种说法是片面的。

为什么呢?

早孕反应出现以及消失的时间,和血 hCG 水平上升和下降的时间有关。血 hCG 是侧面反应胎儿发育情况的。正常情况下,如果孕早期胎儿发育正常,那血 hCG 隔天就会翻倍。有不少学者也认为，妊娠呕吐的严重程度和血 hCG 的变化有一定关系。这样推测，妊娠呕吐和胎儿发育情况似乎是有正相关的。

但是，妊娠呕吐的严重程度，又不单单和血 hCG 的变化有关系，它其实还受其他因素影响，例如：

第一，与血 hCG 升高有关。这一点前面已经叙述了，但也有例外。虽然葡萄胎患者血 hCG 升高非常明显，呕吐严重的情况也比较多见，但是葡萄胎可不是正常怀孕。

第二，呕吐严重程度和甲状腺激素显著相关。妊娠呕吐非常严重的患者中，有 60% 可能会发生甲状腺功能亢进。我们知道甲状腺激素水平和胎儿早期的神经管发育有关，过高过低都会影响胎儿正常发育。

第三，精神紧张、焦虑抑郁或者生活环境差的孕妇，孕吐发生的概率和严重程度，都比较高。

另外，还有一些其他内科或者外科疾病引起的孕早期妊娠剧烈呕吐，例如胃肠炎、肝炎、食物中毒，甚至脑膜炎。

我之前遇到一个病人，孕早期恶心呕吐，在补液支持治疗后不见好转，反而越发严重。转到我们医院时，病人已经出现颈项强直等神经病理征象。病人经神经内科会诊被确诊为脑膜炎。病人幸好就诊及时，如一直按照妊娠呕吐治疗，恐怕会丢了性命。

同样，我在门诊遇到一些孕妈，虽然孕早期恶心呕吐征象不明显，但仍能顺利分娩出一个健康的宝宝。

妊娠呕吐程度个体差异较大，影响因素诸多。所以，我们不能单纯把孕吐严重理解为胎儿很健康。孕早期出现轻微恶心呕吐，可以采用少食多餐、服用维生素 B_6（10mg/ 次）等方法缓解。妊娠呕吐严重的孕妈还是要到医院就诊，补液支持治疗，否则会因脱水、水电解质失衡影响胎儿发育，甚至影响孕妈的健康呢！

46 患妊娠期糖尿病的孕妈如何健康饮食？

被确诊为 GDM（妊娠期糖尿病）的孕妈们，都应该遵医嘱控制饮食。GDM 指的是怀孕前血糖正常，怀孕后才出现的糖尿病。

妇产科指南要求，妊娠期糖尿病患者的饮食摄入既要满足宝宝生长发育及孕妇孕期储备所需能量，又要严格限制碳水化合物的摄入，维持正常血糖，避免饥饿性酮症的发生。

什么意思呢？就是既要让宝宝正常发育，又要严格控制孕妇食物摄入量，将血糖控制好，还不能因为没吃够，导致血糖不足，引起低血糖的问题。

患妊娠期糖尿病的孕妈们每天摄入的热量应控制在 7531~9205kJ，如果一天只吃馒头，也最多只能吃 9 个馒头。

第一，当然，孕妈们要均衡饮食，可不能光吃馒头。碳水化合物是为 GDM 孕妈提供能量的主要食材来源，约占总食物摄入量的 45%~55%。蛋白质也要吃，并要挑选优质蛋白。贫血的孕妈要吃红色肉类补铁，摄入量占每天摄入总量的 20%~25%。脂肪摄入量占每天摄入总量的 25%~30%。

第二，吃的时候注意少食多餐。孕妈需将本来 3 餐就能吃完的食物，分配到 6 餐吃完。分餐制，既不会让孕妈们血糖忽高忽低，又不会让孕妈餐前饥肠辘辘，同时能让孕妈维持愉快的心情。

饮食控制之后，我们要观察控制的结果如何。孕妈需监测空腹、三餐前 0.5 小时以及三餐后 2 小时的血糖情况，并且有条件的还需要进行尿酮体的检查。

妊娠期糖尿病的妈妈血糖控制的标准是：餐前和餐后 2 小时血糖分别是小于或等于 5.3mmol/L 和 6.7mmol/L；夜间血糖不低于 3.3mmol/L；妊娠期糖化血红蛋白（HbA1c）宜小于 5.5%。

有时候，女性孕前就喜欢吃甜食，孕期发现是 GDM，非常郁闷。这意味着很多热量超高的甜食，都得被贴上禁止食用的标签。那么，是不是整个孕期都不能碰甜食了呢？我的意见是，如果超级想吃甜食，那可以偶尔少吃点儿，但也要会"刹车"，记得控制总量，下一餐少吃点儿。

我给你们举个例子，我在实习的时候遇到一个很可爱的内分泌科老主任，他有糖尿病和高血脂，有很多东西都不能吃。有一次，我们科室聚餐。服务员上了好几道他喜欢吃的菜。面对这几道菜，他几乎没动筷子。最后，服务员上了一道豆沙包肉。豆沙包肉就是用切得很薄的肥肉（全肥那种）包着豆沙馅儿做的一道菜，是四川一道很有特色的甜品。老主任动了筷子，吃了好几块。我当时很费解。后来，他告诉我，人要懂得取舍，因为要控制血糖和血脂，他一天能吃的总热量也就那么点儿。于是他果断放弃了前面几道比较爱吃的菜，把能量配额给了自己最喜欢的那道菜。

因此，我倒是觉得患 GDM 的孕妈们可以向这个老主任学习。毕竟整整 10 个月都不吃一点儿高热量的甜食，真的太苦了。

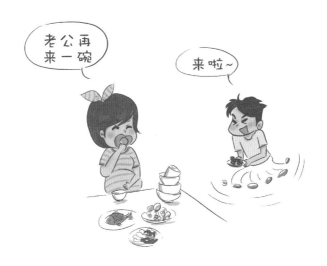

整个孕期，医生会根据饮食控制后的血糖情况、尿酮体情况来调整饮食。

大部分的孕妈经过饮食控制后，血糖可以达标。同时，我还要推荐各位 GDM 孕妈们，孕期可在餐后半小时进行中等强度的运动。这样可以降低胰岛素抵抗。什么意思呢？就是运动不但能帮助消耗能量，同时能让降低血糖的胰岛素更好地工作，这样血糖也更容易得到控制。

如果患 GDM 的孕妈在控制饮食和适当运动后仍然控制不好血糖，就需要药物治疗了。胰岛素，是我们医生推荐的，孕期安全、靠谱、高效的降糖法宝。一般从小剂量开始，逐渐调整至理想的用量标准。

在整个孕期，患 GDM 的孕妈们，都需要监测病情程度、血糖及胎儿发育情况。

糖尿病不是剖宫产的指征。大部分的患 GDM 的孕妈都是阴道分娩的。如果患 GDM 的孕妈想阴道分娩（顺产），那应当在怀孕的中晚期就制订相应的分娩计划。在生产过程中，医生除了严密监测产程进展，避免产程时间太长之外，也要记得监测血糖水平，避免低血糖，以及酮症酸中毒哦。

47 什么时候该休产假?

闺蜜娜娜几经折腾才怀上孕,因此特别珍惜这个宝宝,迫不及待地问我什么时候可以开始休产假。

其实,休产假的时间应该视孕妇的情况而定。

如果女性在孕期没有什么问题,没有其他疾病,年纪较轻,且无流产的征象,那可以继续上班。在非高强度的工作过程中,身体得到了适度的活动,这对以后顺产大有益处。

并且怀孕期间,职场的工作氛围会帮你缓解孕期的焦虑。

很多妇产科医生怀孕期都是正常上班的。我有好几个师姐都是前一天还在上班,第二天就直接去产房生产了。我国法律规定,孕妈怀孕 28 周之后可以不用值班。

孕期有如下特殊情况,你也可以选择休假。

第一,有先兆流产征象时,你可以选择多休息。但这种休息也不是 24 小时都躺在床上。正确的休息是减少活动的强度和时间:不要久站,少来回走动。曾经有媒体报道过一位保胎的孕妇,在长达 9 个月的孕期里,从来不下床,结果导致小腿肌肉萎缩。

第二，先兆早产。孕 28 周之后未满 37 周出现先兆早产，例如有 20 分钟内超过 4 次或者 1 小时内超过 8 次的腹痛、阴道出血等征象，需要赶紧到医院就诊。当你病情初步稳定，并能出院时，医生会建议你多卧床休息，休一段时间病假，等病情最终稳定后再逐渐恢复活动。

第三，年龄大、有多次流产史或有妊娠期高血压等其他合并症的孕妈。这类孕妈多半非常焦虑，上班如果会加重症状的话，可以选择休假。

第四，工作劳动强度很大，孕妈无法承受。随着孕周增大，孕妈腰酸抽筋等情况会愈发频繁，后面还会出现水肿。如果工作环境不适合孕妇（例如装修气味太刺激）、工作需要高强度的体力活动（有些孕妈的工作是快递员、运动员等），那么怀孕后，为了你和宝宝的健康，可以和单位协商，选择休病假。

对于那些没有什么并发症、孕期产检一切正常、工作强度不大的孕妈，我会推荐你们孕期继续工作。因为孕妈 10 个月全部在家休息，活动量大幅度减少，不利于孕期体重控制及顺产。同时，也有不少在家休息的孕妇患者向我抱怨：好几个月在家无所事事，真的超级无聊。

48 养猫咪会感染弓形虫吗?

2020 年，承载着一代人青春回忆的《爱情公寓》迎来了最终季。

有人感叹回忆青春，有人感叹毁童年！

但是我今天想要吐槽的是，《爱情公寓 5》这部剧，又开始宣传"怀孕不能养宠物"了。

本季里"子乔"和"美嘉"两个角色迅速结婚并有了孩子。

美嘉表示想回宠物店上班。结果遭到子乔的强烈反对："你都怀孕了，万一被宠物感染上寄生虫怎么办？"

子乔这番话，成功打消了美嘉去宠物店工作的念头，在场朋友全部默默赞同。

看到这儿我都惊了，都 2020 年了，"孕妇养宠物会感染寄生虫"这种伪科学，怎么还有编剧在用？怎么还有电视剧在宣传！

这真的会加深对宠物的误会。

不仅如此，现实中曾经发生过这样让人痛心的事情……

一个男主人，因为妻子怀孕了，担心宠物影响胎儿健康，于是把家里的猫、狗从 21 楼扔下。一猫一狗摔在冰冷的地面上，当场没了呼吸……

抛弃猫狗的主人，总能说出无数的"苦衷"，可这是这些可爱的小猫小狗的错吗？

我想，如果说猫狗真的有错，那它们最大的错误，就是跟错了主人！

其实，大家担心养宠物会感染的寄生虫，主要是弓形虫！

今天我觉得很有必要科普下大家关心的弓形虫！

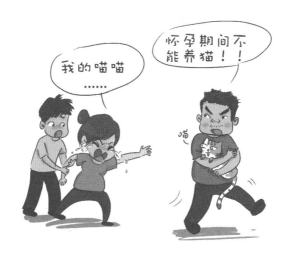

一、弓形虫基本常识

弓形虫是细胞内寄生虫，寄生在细胞内，随着血液可以流动到全身，破坏大脑、心脏、眼底组织，导致各种疾病。

1. 怎样会感染弓形虫？

理论上弓形虫可以感染很多动物，猪、牛、羊、鸡、鸭、鹅、鼠类和野鸟、猫都是它的感染对象。但是和人接触很多的猫咪才是其最重要且唯一的最终宿主。猫咪主要通过接触感染的猫粪或捕食老鼠和鸟来感染弓形虫。因此，家养的做好防疫且不吃活物的猫咪是不会感染弓形虫的。

人类感染弓形虫，并不是因为接触了猫咪，主要是食用了感染弓形虫动物的生肉、被弓形虫污染的水和蔬菜，等等。人吃被感染动物的肉是感染弓形虫的最主要原因。因虫卵可能会经过猫粪排出，所以提醒孕妈们：妊娠期间不能接触猫粪，所以孕期的铲屎官还是让准爸爸去当吧。

2. 感染弓形虫后会怎样？

感染弓形虫后，90% 的人没有任何症状，有部分人会出现低热、疲倦、肌肉痛及淋巴肿大等症状。弓形虫病分为先天性弓形虫病（母体宫内传染胎儿）和获得性（出生以后感染）弓形虫病两种。先天性弓形虫病多发于初孕妇女，经胎盘血流传播。受染胎儿或婴儿多数表现为隐性感染，有的出生后数月甚至数年才出现症状；也可造成孕妇流产、早产、畸胎或死产。先天性弓形虫病对胎儿的影响严重程度随着孕周增加而降低。获得性感染一般不影响胎儿。新生儿弓形虫病发病率为 0.1%~0.8%，绝大多数需要在出生后确诊。

3. 如何确定是否感染弓形虫？

妊娠期可以抽血检查血清 IgM 和 IgG，不明确时（如果出现弱阳性者）可以间隔 3 周复查一次。IgM 阳性代表近期感染；仅 IgG 阳性代表既往有感染史，现在体内有相关抗体。如果孕妈高度怀疑胎儿感染，可以行羊水穿刺术检查 PCR（生物学的聚合酶链反应）。

在英国和美国，弓形虫并不作为早期孕检的检查项目，因为孕妇和胎儿在妊娠期间感染的概率都非常小。只有在欧洲少数国家才规定孕早期要进行弓形虫抗体筛查。如果筛查结果是阴性（没有感染过），则要告诉孕妇预防感染；如果筛查结果是阳性（IgM 抗体阳性），即给予螺旋霉素治疗，同时对胎儿进行羊膜腔穿刺（羊水穿刺）和超声检查。

如果孕期头 3 个月发生先天性感染，那大约 40% 胎儿可能受到严重的侵害，出现流产、死胎或新生儿疾病。而孕期末 3 个月发生的感染，对胎儿影响严重的概率不到 3%。也就是越晚感染对胎儿危害越小，即便感染，胎儿发生畸形的概率也并不高。只有当发现胎儿有明显异常时，父母才需要考虑终止妊娠。

4. 如果孕妇发现感染弓形虫该如何治疗？

如果孕妇被诊断为先天性弓形虫感染并且想保留胎儿，可以服用螺旋霉素来治疗。这样弓形虫通过胎盘传染给胎儿的概率可以减少60%。孕妈如果通过羊水穿刺检查发现胎儿感染，又希望保留胎儿的，可以联合应用乙胺嘧啶和磺胺嘧啶。

二、如何科学避免感染弓形虫？

虽然弓形虫感染很可怕，但是大家要放宽心。在中国，人们的饮食习惯偏好熟食，所以孕妇感染弓形虫的机会相对于其他地区来说小很多。而且家养猫咪做好了防疫工作，吃的也是猫粮。所以喵星人并不是国人感染弓形虫主要的感染源。准备备孕，或者已经备孕、怀孕的姐妹们，只要不接触猫粪，就没有多大关系。而国人即便是感染弓形虫，也主要是通过以下这几个方面感染：

· 食用未经煮熟而又感染了弓形虫的肉类制品；

· 食用感染了弓形虫的动物生产的食物，例如牛奶和鸡蛋；

· 食用感染了弓形虫的动物加工而成的食品，比如火腿肠等。

因此孕妈要避免感染弓形虫，要做的是不要吃生肉，注意饮食安全，不喝未经巴氏消毒或高温消毒的牛奶及奶制品，让准爸去铲猫屎，尽量不接触流浪猫。

　　一出生就在家里养的猫咪可以继续在孕期陪伴你啦！友情提醒，就算孕妈孕期误吃了受污染的肉感染了弓形虫，也不要怕，应该去正规医院找医师进行评估，让医生制定相关治疗方案。孕妈不能盲目决定终止妊娠，否则会造成难以弥补的损失。最后再次强调，只要不吃狗肉，弓形虫的传播和狗是真的没有太大关系，所以不要再去冤枉狗狗了！

49 这些美食，吃还是不吃？

　　姐妹们一怀孕，似乎和"珍珠奶茶方便面，火锅米饭大盘鸡"全部都得说拜拜了！闺蜜怀孕后告诉我，整整 10 个月不能吃零食，感觉现在馋虫都快翻江倒海了。难道女性一怀孕，就要进入人生美食的禁欲阶段吗？ Jojo 告诉你，这怕是你的误解，怀孕又不是修炼。

　　其实，在前一章，我已经说过，怀孕前该如何健康地吃，怀孕后也可照样这么吃，只需注意摄入量就可以了。针对孕妈关于美食的常见问题，我来一一解答。

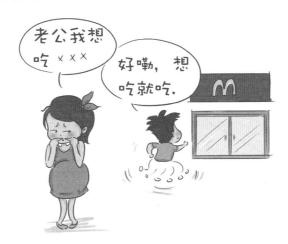

一、孕期能喝咖啡吗？

孕妈当然可以喝咖啡，但每天最多 1 杯。孕妈每天咖啡因摄入量控制在 200mg 以内（美国、英国、加拿大推荐剂量是 300mg 以下）。同时，在咖啡的种类上，孕妈应选择少糖、少咖啡因的，比如意大利的浓缩咖啡，最好还是少碰。

孕妈喝完咖啡后如果有不舒服，例如感觉心慌或者晚上失眠，还是果断放弃孕期喝咖啡吧。

二、孕期能吃火锅吗？

当然可以。孕期不能吃火锅，叫我们四川的孕妈们情何以堪！

但孕妈们吃火锅，需要节制点儿：一是因为火锅的热量不低；二是口味过重、辛辣刺激的火锅容易引起孕妈胃肠道的不适。所以建议孕妈不要吃得太辛辣（调料方面），要选择食材新鲜的靠谱的店，以防吃完拉肚子哦！

三、孕期能喝奶茶吗？

奶茶，真的不是个好东西！一杯奶茶大约含 14 颗方糖。奶茶中除了含大量糖分之外，就是食物香精、色素添加剂、咖啡因，等等。姐妹们，可以想象一下，喝完一杯 500ml 左右的珍珠奶茶，就如同把胃泡在一大盆糖水里一样，想想就觉得腻！

我的一个医生同事，有个戒不掉的习惯：每周至少 3 杯奶茶。

体检的时候，她抽出来的血（入职第一次体检）和我们的完全不一样，血清明显黏稠（正常人是透亮的）。结果出来，果不其然，血脂严重超标，是正常人的好几倍。我感觉她的血液里面都是溢出来的甘油三酯。后来她幡然悔悟，戒断奶茶几个月后复查血脂，发现血脂基本正常，这真是血淋淋的教训！

曾经有篇文章叫作《那些被珍珠奶茶毁掉的年轻人》，这篇文章写得很搞笑，主要用夸张荒诞的手法反应社会中一些人对奶茶的痴迷。所以，女性在孕期能不喝就别喝奶茶了，如果实在想喝，就少喝点儿。孕妈在每次喝的时候，务必提醒自己，喝的都是一大口一大口的脂肪（过多的糖分，储存在体内转化成脂肪），这样就能少喝点儿了。

四、孕期能吃麻辣烫吗？

坊间传言，孕妈吃了麻辣烫，生出的孩子容易得湿疹。这还真的是谣言。宝宝的湿疹，和自身免疫系统有关系，和吃麻辣烫没有直接关系。

但麻辣烫普遍嘌呤超标（其实火锅也一样），营养价值不高，但少吃点儿应该问题也不大。孕妈记住不要选太辣、太重口味的麻辣烫。如果孕妈能在家里自己做麻辣烫，且食材放心、调料讲究，那是最好不过的了。

PS：老便秘或者肠胃不好的准妈妈们，孕期还是别碰麻辣烫和火锅啦！

五、孕期能吃燕窝吗？

燕窝到底有没有价值呢？当然有，它最有价值的营养就是唾液酸（又称燕唾酸）。唾液酸对人体还是有很多帮助的。唾液酸可以促进神经细胞生长发育，增加免疫力；在医学上，燕窝提取的唾液酸也可作为神经细胞损伤的修复剂，同时有抗帕金森的作用。欧盟在 2017 年已经将唾液酸作为婴儿配方奶粉的添加剂了。其主要功效就是促进婴儿的神经生长发育和增强婴儿免疫力。有文献研究发现唾液酸对成人有增加免疫力、调节胃肠功能、抗氧化等作用。

很多博主抨击燕窝并不是因为燕窝一无是处，而是因为它的性价比比较低。由于唾液酸易溶于水，所以在燕窝挑毛和烹饪过程中损失了很多的唾液酸。一盏燕窝所含的蛋白质还不如一个鸡蛋或者一袋牛奶多。

燕窝价格昂贵，性价比低，所以医生不推荐大家去食用。如果你的经济条件允许又想吃，也没坏处。

六、孕期能吃生鱼片吗？

其实，深海鱼体内含优质蛋白，同时还能补充 DHA（二十二碳六烯酸），是不错的营养食物。一般我们建议吃煮熟的，避免感染寄生虫和细菌。很多产科医生不建议病人吃生鱼片的重要原因就是怕病人感染和腹泻。

此外，一些深海鱼可能含汞超标，在孕期最好不要食用，例如：鲨鱼、剑鱼、旗鱼、大眼金枪鱼、方头鱼、大耳马鲛、胸棘鲷。

如果你很喜欢吃生鱼片，那孕期也大可不必完全拒绝，一周吃1次没有关系。只要你吃的时候注意食材新鲜、清洁就可以了。

七、孕期能吃冰激凌吗？

当然可以。夏天偶尔吃个冰激凌，没有什么大不了的。

人生没有彩排，每一场都是现场直播，把握好每次演出便是对人生最好的珍惜。而怀孕也是我们女性人生的一部分，我们应该把握好度去享受这个过程。

50 低热量又健康的孕期小零食

虽然，Jojo 之前说过孕期要控制热量摄入，不能吃太多，但是吃太少会饿啊！有些准妈妈向 Jojo 倾诉，怀孕期间就跟几辈子没吃饱似的，一会儿就饿，尤其晚上饿到心慌，觉都睡不好了。

那么，Jojo 想要说，除了把控总体热量之外，我们可以把总的食量分摊下去，少吃多餐。孕妈在饿的时候，可以选择一些低热量，但是又容易饱腹的食物。以下是 Jojo 很推荐的小零食。

一、非油炸的坚果类零食

坚果的热量并不低！大致为：榛子，6000cal/g；松仁，6200cal/g；板栗，2000cal/g；杏仁，5500cal/g；葵花子，6200cal/g。

坚果以不饱和脂肪酸为主，并且含有丰富的卵磷脂。适量吃坚果不仅可以补充能量，还能起到改善记忆力、预防失眠的作用。坚果的口感香脆，饱腹感很强，营养丰富。准妈妈嘴馋的时候可以适量吃一些（每天总量约一小把即可）。

但是，建议不要选择油炸或者有糖衣的坚果，因为这些坚果热量真的爆表!

Jojo 自己就是个非常喜欢吃坚果的人。Jojo 觉得孕妈可以在睡觉前吃一点儿坚果,比如每天大概吃10g 杏仁,助眠又解馋。

二、选添加剂少的乳制品

乳制品不仅健康,而且热量也低,是一种很好的补充蛋白质的食品。常见的乳制品有牛奶、酸奶、奶酪等。

奶制品还是非常不错的钙来源。食用奶制品不仅可以补钙,而且还可以提供优质蛋白。

不少孕期失眠的孕妈,如果睡前饥肠辘辘,可以选择加餐半杯牛奶外加半片全麦面包。这样加餐不但能果腹,热量也不高,而且还具有助眠的作用。

孕期怕胖可以选脱脂类的乳制品,因为脱脂类的乳制品热量会相对低一些。另外,不要选择口味太甜、香精太多的乳制品。

三、低糖低盐的饼干

上午 10~11 点,下午 3~4 点,是容易低血糖、觉得饿的时间段。这个时候,吃两片低盐低糖的小饼干,既能解馋,又不用担心发胖,是准妈妈们很不错的选择。

孕早期,特别是有反酸恶心症状的孕妈们,吃低盐苏打饼干可以中和胃酸,减轻反酸的症状。

Jojo 强烈推荐的搭配：两片低盐低糖全麦小饼干搭配一杯暖暖的牛奶！寒冬里，这样搭配会让姐妹们的胃饱饱的、心暖暖的。

四、糖分不高、纤维素高的蔬菜水果

糖分不高、维生素高的蔬菜水果包括：圣女果、猕猴桃、芹菜、小黄瓜，等等。猕猴桃，酸酸甜甜，富含维生素 C 和纤维素，是非常不错的孕期小零食。便秘的孕妈，可以多吃点儿芹菜，芹菜不仅可以饱腹，而且纤维素含量很高，能帮助预防便秘。圣女果、小黄瓜都是我推荐给那些为控制体重发愁，又老觉得饿的准妈们的首选零食。其低热量又抵饿的特点，使之成为零食界里的扛把子！

这类低糖分、高纤维的蔬菜水果，每天可以吃半斤左右。

PS：这些蔬菜水果，不能代替正常主食哦。孕期可以吃葡萄、榴梿一类的水果，但要控量，否则一不小心容易血糖超标。这一点是妊娠期糖尿病的妈妈们一定要注意的。

以上是 Jojo 比较推荐的在孕期可以优选为解馋、解饿的小零食。各位准妈妈，在产检过程中可以结合自身的体重增长情况、宝宝发育情况，选择适合自己口味的零食，并调节摄入量。谨记：零食虽好，也不能吃到撑哦！

51 那些光吃素 or 只爱吃肉的孕妈们，后来都怎么样了？

闺蜜娜娜在好几年前，突然顿悟潜心佛学，并改吃素。然而，素来雷打不动的吃素风却因为怀孕被叫停。婆婆妈妈、七大姑、八大姨全部站出来，数落她的不是。怀孕这个节骨眼儿，怎么能任性吃素呢？婆婆忧心忡忡地说，吃素怎么能健康，这不是让自己孙子孙女受苦吗？10个月不沾荤菜，怎么受得了？

另一个朋友小薇，则是个不折不扣的"肉食动物"，每顿饭起码有三个荤菜，汤至少是蛋汤，否则感觉胃肠里没点儿油水，人生都虚无缥缈。她和蜡笔小新一样，不爱吃蔬菜。这一怀孕，没啥妊娠反应，胃口反而越来越好了，算是找着大口吃肉、大口喝饮料的借口了。

娜娜和小薇都比较困惑的是，两个人都被家人责备对小孩不负责任，怎么能由着性子胡闹呢？

先看闺蜜娜娜，作为标准的素食主义者，是不是孕期就得重操旧业，必须吃荤呢？

首先，我们来看看肉食能带给我们什么营养成分。

肉类食材里面含有 10%~20% 的蛋白质、15%~30% 脂肪，无机盐约占 1%，其余是水分。肉类提供的蛋白质和人类的蛋白质很接近，所以吸收率会很高（80% 以上）。

此外，肉内含铁（主要是红色瘦肉部分）、磷、钾、钠较多，但含钙较少。另外，Jojo 还要指出，肉类食材也是维生素 B_1、维生素 B_2、维生素 B_{12} 和 PP（烟酸）的良好来源。肉当中含维生素 A 很少，几乎不含维生素 C。

其次，我们来看什么是素食主义者。

素食主义者一般分为严格素食主义、奶蛋素食主义、健康素食主义、动物保护素食主义四大类。严格素食主义是指不吃一切源于动物、用动物制成及含有动物成分的食品；奶蛋素食主义，则是将严格意义上的素食限制放宽到可以吃奶制品和蛋类；健康素食主义，区别传统意义上的素食理念，提倡不完全的素食主义，而是在基本素食取向的基础上荤素搭配，以营养健康为原则；动物保护素食主义，是将饮食的目的明确为保护动物，反对屠杀、反对食肉，以纯绿色天然食品为原则的环保理念。

娜娜其实是蛋奶素食主义。

再有，素食主义者会缺什么营养呢？

肉类的蛋白质含量仅次于大豆和黑豆。换句话说，肉能提供的蛋白质，大豆等豆制品、奶制品也可以提供。显然，素食主义者并不缺蛋白质。

比较而言，不吃肉和蛋奶制品的素食主义者，比较容易缺少的主要是维生素 B_2、维生素 B_{12}。其他维生素、营养元素都可以从植物食材中获取。因此，如果非得在孕期秉承素食主义，或者长期坚持素食主义、并在孕期一吃肉就吐的准妈妈，应额外补充维生素 B_2、维生素 B_{12}。对于其他营养的摄入，只要孕期还吃豆制品，问题也不会太大。当然，如果能添加奶、蛋的摄入就最好不过啦。

再来看不吃"草"的食肉妈妈们，孕期该注意啥？

和素食主义的人相比，以荤为主的准妈就真的该摒弃这种非健康的饮食习惯了。毕竟，健康素食主义还算是有理有据的健康饮食习惯。而食肉太多，不但容易血脂增高，胆固醇爆表，还容易给肾脏造成很大负担，营养元素也不及五花八门的蔬菜豆类等来得齐全。

肉内含有 15%~30% 的脂肪。你一大口吃下去的肉可不单单是你想要的蛋白质，还有溢出来的脂肪。同时，肉类提供不了丰富的钙质，还缺乏维生素 C、维生素 A。最经典的病例是那些早年漂洋过海的船员。因为他们吃不到蔬菜，只能吃肉，所以缺少维生素 C 的摄入，进而身患坏血症。

在孕早期，我们不推荐额外增加蛋白质，只有到了孕中晚期，才需在既往健康饮食的基础上多增加 15g/d 的蛋白质。

因此，比起素食主义者，反而是在孕前就无肉不欢的小姐妹们，在孕期更需要注意！爱吃肉的女性得改变饮食习惯，少吃点儿肉，多吃点儿蔬菜啦！

52 如何避免患乙肝的准妈妈将乙肝病毒传染给宝宝？

在我国，乙肝是危害性较强的传染病之一。闺蜜娜娜也是乙肝病毒携带者，告诉我有不少和她一样来产检的妈妈，对于孕期应该如何应对乙肝病毒，以便将母婴传播的风险降到最低，是她们最关心的事情。

Jojo将门诊中准妈妈最常提的关于乙肝的10个问题整理如下：

问题1：Jojo 医生，经常听你们提到大三阳、小三阳，它们到底是什么？什么是乙肝两对半检查？

答：乙肝两对半主要是抽血查以下项目：HBsAg（乙型肝炎表面抗原）、HBsAb（乙型肝炎表面抗体）、HBeAg（乙型肝炎 E 抗原）、HBeAb（乙型肝炎 E 抗体）、HBcAb（乙肝核心抗体）。简单来说就是查乙肝病毒的抗原和抗体。Ag 抗原具有致病性，而 Ab 抗体是起保护作用的。所有携带乙肝病毒的孕妇，都会进一步检查"乙肝两对半"。如果 HBsAg、HBeAg、HBcAb 阳性，也就是两个抗原是阳性，那么就是所谓的"大三阳"；

如果 HBsAg、HBeAb、HBcAb 阳性，其中一个表面抗原阳性，两个抗体阳性，就是所谓的"小三阳"。

"大三阳"的孕妇处于疾病活动期，传染性强，母婴的宫内感染率也会高些。

问题 2：哪些情况下会感染到乙肝病毒？

答：乙肝病毒主要通过血液传播、母婴传播，及性接触传播。

母婴传播大多是在分娩时接触 HBV（乙型肝炎病毒）阳性母亲的血液和体液，是重要的乙肝病毒传播方式。

问题 3：如果我是乙肝大三阳、小三阳，那还能怀孕吗？

答：HBV 阳性妇女计划妊娠前，最好检查肝功能、血清 HBV-DNA 检测（乙肝病毒在血液中的含量）和肝脏 B 超。抗病毒治疗，常用干扰素或核苷类药物。干扰素治疗后需停药 6 个月再考虑备孕，核苷类的药物推荐替诺福韦或替比夫定，因为其可以长期口服甚至延续到孕期。虽然乙肝病毒含量的高低不能单独作为是否可以怀孕的依据，但是因为其是影响 HBV 母婴传播的最关键因素，因此所有的乙肝病毒携带妇女在计划怀孕前要做全面的评估。

问题 4：乙肝准妈妈怀孕期间要注意什么？

答：肝对凝血功能有着极其重要的作用，妊娠合并乙肝患者容易出现肝功能异常、凝血功能异常等，导致产后出血、妊娠期高血压疾病的发生率增高。乙肝妈妈们孕期必须定期复查肝功能和血清中 HBV-DNA 定量。

问题 5：作为乙肝病毒携带者，乙肝病毒对我的宝宝有什么影响呢？

答：研究数据表明，单纯乙肝病毒感染并不会引起胎儿畸形及流产，但准妈妈有可能因为肝炎活动期或者肝炎并发症，需要终止妊娠，导致流产、早产。

问题 6：什么是宫内感染？我是乙肝病毒携带者，我宝宝将来感染乙肝病毒的风险有多大？

答：宫内感染是指乙肝病毒携带的孕妇在怀孕期间和生孩子的过程中将病毒传染给了胎儿。在正规阻断治疗后，85%"大三阳"妈妈能生出健康的宝宝，小三阳、HBV-DNA 检测值低的妈妈阻断效果非常好，生出健康宝宝的概率甚至能够达 98%~100%。

问题 7：乙肝准妈妈在妊娠期打乙肝高效免疫球蛋白，能够降低新生儿的感染率吗？

答：孕期注射与不注射乙肝高效免疫球蛋白的阻断效果都是一样的，没有太大差别。

问题 8：我是乙肝准妈妈，顺产过程中新生儿感染病毒的风险是不是比剖宫产大，我有必要直接选择剖宫产吗？

答：与顺产相比，剖宫产并不能降低 HBV 的母婴传播风险。所以乙肝妈妈们完全没有必要因为担心顺产宝宝感染风险高而选择剖宫产。

问题 9：现在主要用什么方法阻断乙肝病毒的母婴传播？

答：孕妇 HBsAg 阴性时，新生儿应该在出生、1 个月、6 个月时分别接种 1 针乙型肝炎疫苗。

对于乙肝表面抗原 (HBsAg) 阳性的母亲，目前，乙型肝炎母婴阻断最主要的措施为出生后给予新生儿乙肝疫苗加乙肝免疫球蛋白的联合免疫。HBsAg 阳性母亲的新生儿，应在出生后 24h 内尽早 (最好在出生后 12h 内) 注射乙肝免疫球蛋白。在出生 1 个月和 6 个月时分别接种第 2 针和第 3 针乙型肝炎疫苗。采用该方式，"小三阳" 妈妈的宝宝基本不会被感染，但少部分 "大三阳" 妈妈的宝宝仍会被感染，主要原因是部分宝宝在全程注射疫苗后未能产生保护性抗体或抗体滴度不够。

问题 10：我是乙肝病毒携带者，我能给我宝宝喂奶吗？

答：在采取了有效的预防措施后，不管是大三阳还是小三阳的患者，都可以母乳喂养。

53 胎儿心室内点状强回声是怎么回事?

　　一个同学怀孕做B超大畸形排查时被提示胎儿心室点状强回声。她向我哭诉,一把年纪了好不容易怀个孕,还被产检医生告知要随访,心想胎儿有可能心脏畸形,整个人被吓得半死!那么B超提示胎儿心室有点状强回声就是胎儿畸形吗?为啥以前没那么多这种问题?

　　其实,这是因为以前的医疗条件有限,B超机器和技术落后,B超检查看不到胎儿心室强光点。而现在科学技术提高了,B超机器先进了很多,以前看不到的强光点,现在能看到了!

　　这报告看起来着实吓人!但胎儿心室内点状强回声只是一个声像图表现,并不是指胎儿心脏异常或者胎儿心脏畸形。在100个孕妇中,有2~5个会被发现有胎儿心室内点状强回声点。

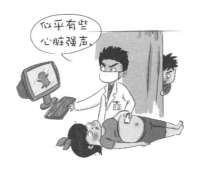

为什么有些胎儿心室内会发现点状强回声？

其实，具体原因目前还不是很清楚。这可能和胎儿心室内腱索增厚形成的强回声反射、矿物沉淀等有关。大部分强回声会随着孕周增长而完全消失，极少数可持续至分娩。

那么，对于大部分胎儿而言，心室内点状强回声可能并没有重要的临床意义。

孕妈们其实不用担心，这个光点不是所谓的胎儿心脏病，并且实际上和胎儿心脏病没什么关系。

点状强回声虽然不是胎儿心脏病的表现，但它是染色体异常的一个预测指标，也被称为超声软指标。什么是超声软指标呢？染色体异常的宝宝往往存在着解剖学的改变，这些解剖上的异常可以通过做 B 超发现。B 超发现的一些异常可能发生在正常宝宝身上，是一过性的，不一定是真的有问题。因此，我们把 B 超检查发现的遗传学标志物称为软指标。我们今天一直在聊的心室内强光点就是软指标。

发现强回声的孕妈一定要做唐氏综合征筛查。如果只是单纯的心室强回声且没有其他异常表现，那孕妈不要担心也不需要复查；若宝宝存在心室强回声又有其他软指标的异常，那孕妈一定要引起重视，需要请专业医生根据孕妈年龄、血清学筛查结果、NT 结果等指标来帮孕妈评估宝宝染色体异常的风险，必要时可以做无创 DNA 或羊水穿刺。

为什么呢？

大家知道早唐和中唐对检出唐氏综合征的概率分别为 85%
和 75% 左右，那意味着有一定的漏诊率。所以发现胎儿心室内
强回声又有其他高危因素的孕妈，最好还是做进一步的检查。毕
竟无创 DNA 检查对唐氏综合征的检出率可达 99%。

总之，B 超发现胎儿心室内有点状强回声的孕妈不要过分紧
张。Jojo 反复强调大部分出现此症状的宝宝是不会有问题的。

54 为什么明星怀孕最初都喜欢掖着藏着呢?

　　闺蜜娜娜嚷嚷着,大明星怀孕了,还掖着藏着,生怕被别人知道,直到大腹便便的时候,才宣布怀孕。她说:"真是人生如戏,全靠演技。"

　　其实,我个人很能理解明星的做法,因为这是有道理的!

　　首先,一般孕妈最快是在同房 10 天之后,能查出来尿 hCG 阳性。如果孕妈排卵有延后,那查出尿 hCG 阳性的时间可能还会往后推。但是尿 hCG 阳性,只是代表你怀孕了,不能代表怀孕的结局。

　　什么意思呢?

　　即使尿 hCG 呈阳性,也可能空欢喜一场。准妈通过验孕棒和抽血检查发现怀孕,但是 B 超时却找不到孕囊,最后妊娠物像月经一样流掉。这种情况被称为生化妊娠。主要原因是精子和卵子结合成受精卵后没有成功地在子宫内膜上着床,所以仅仅是检查出了 hCG 阳性。

　　据统计,正常情况下,在 30 岁以下的怀孕女性中,100 个怀孕女性就有 10~15 个会流产。在 35 岁以上的怀孕女性中，100 个怀孕的女性中可能会流产的高达 25 个。而流产最常发生在怀孕的前三个月，最常见的原因是宝宝自身染色体的异常。因此，很多学者也喜欢将前三个月称为自然筛选期。

其次，尿 hCG 阳性有可能是其他妊娠疾病，而不是正常怀孕。尿 hCG 阳性之后，一般 35 天左右可以做 B 超看到孕囊，45~50 天可以看到宝宝的心管搏动。这个阶段还需要特别注意的是，要排除宫外孕。宫外孕也属于怀孕的一种。宫外孕早期可能出现尿 hCG 阳性，阴道少量出血，伴或不伴有腹痛（与是否破裂、输卵管出血有关）。这种情况是最危险的。怀孕早期意外死亡率最高的疾病就是宫外孕了。还有极少部分女性怀的是葡萄胎。

因此，孕妈一查出来怀孕，可以先告知老公，然后，孕妈需等到做好 B 超，过了前三个月的筛选期，一切稳定下来，再和明星一样"昭告天下、普天同庆"也不迟。

55 甲减 or 甲亢妈妈，该怎么办？

怀孕期间，甲状腺结合球蛋白会升高。hCG 对促甲状腺激素（TSH）的刺激作用，会使妊娠期总的 T3 和 T4（两个都是甲状腺激素）升高。在妊娠早期的 100 个孕妇中，15 个孕妇会出现 TSH 降低的情况。

甲状腺功能异常（激素异常升高或者降低）都有可能会引起早产、流产、胎儿生长受限等问题。所以 Jojo 一直推荐各位孕妈们，在怀孕前就应该重视甲状腺功能，并进行甲状腺激素水平的检查。如果孕妈在孕前未检查甲状腺激素水平，那么怀孕 8 周以前也要进行甲状腺功能的检查。

怀孕期 TSH 的正常指标是：孕早期 0.1~2.5 mIU/L，孕中期 0.2~3.0 mIU/L，孕晚期 0.3~3.0 mIU/L。

甲状腺功能异常分为甲状腺功能亢进（简称甲亢）和甲状腺功能降低（简称甲减）。

一、甲状腺功能亢进的表现

患有甲亢的妈妈们，临床表现有食欲增强、眼球突出、甲状腺肿大、体重不增或者下降、手颤、心界扩大、心律不齐。你可能会想，体重下降岂不是好事？不，患甲亢，如果不治疗，就可能造成胎儿宫内发育迟缓、早产、死胎或者死产。

二、该如何诊断甲亢呢？

孕早期可以验血诊断。如果医生给孕妈查血发现 TSH<0.1mIU/L，游离 T4 高于正常妊娠期指标，再结合孕妈的临床表现，就要考虑诊断为妊娠期甲亢了。

那么，怀孕期或者怀孕前就有甲亢的孕妈们，孕期该如何是好呢？

如果孕妈孕前就有甲亢，那么备孕期间，就应该把甲状腺功能控制到正常水平。如果患甲亢的女性进行了放射碘的治疗，那么最好是等半年，放射影响消退后再备孕。

怀孕期发现甲亢的孕妈，在孕期要选择药物治疗，可用丙硫氧嘧啶和甲巯咪唑片。吃药不能控制甲亢或者药物服用过敏的甲亢孕妈，可以在孕中期考虑甲状腺部分切除术。

怀孕期间，孕妈是不可以采用放射碘进行治疗的。

三、甲亢孕妈们如何选择分娩方式？

患甲亢的孕妈，如果没有其他试产禁忌，可以选择自然分娩。孕妈生完宝宝后，仍然可以选用甲亢药物治疗，哺乳期可用甲巯咪唑片。

四、甲状腺功能降低的表现和诊断

甲减的孕妈，在孕期比较常见。甲减的临床表现多为全身困乏、困倦、记忆力减退、食欲减退、便秘、活动迟缓、神情淡漠，等等。

甲减又分为临床甲减和亚临床甲减。大部分甲减的孕妈，并没有临床表现，只是抽血指标发现甲减。亚临床甲减指的是 TSH 增高，游离甲状腺素（FT4）正常；临床甲减指的是 TSH 和 FT4 均异常，TSH 比妊娠期正常参考值高，FT4 比正常参考值低。

治疗孕期甲减的目的是将 TSH 和甲状腺激素水平恢复到正常范围，减少因为甲减引起的不良影响。

五、甲减妈妈该如何治疗？

一旦确诊是临床甲减，应立即开始服药治疗，尽早将甲状腺功能调整到孕期正常水平。服用的药物主要是左旋甲状腺素（L-T4）。

目前，国内对亚临床甲减是否需要服用药物进行治疗还存在争议。美国甲状腺协会推荐，如果是亚临床甲减伴有 TPOAB（甲状腺过氧化物酶抗体）阳性（孕期医生会查这个指标），建议口服左旋甲状腺素治疗；如果 TPOAB 阴性，TSH 正常，仅仅是 FT4 比正常值降低，则不需要药物治疗；若 TPOAB 阴性，TSH 大于 10mIU/L，也建议治疗。

怀孕前就被诊断为甲减的孕妈，孕期也要吃药进行控制，并且怀孕期间的 L-T4 用量需增加 30%~50%。分娩之后，药物服用量可以减到怀孕前的剂量。

六、甲减孕妈如何在孕期监测甲状腺水平？

甲减的孕妈，在整个孕期都要定时监测甲状腺水平，28 周之前每月查一次，28~32 周之间至少查一次。检查甲状腺功能的项目至少包括 TSH、FT4。孕妈应注意营养状态，监测宝宝孕期生长发育情况，及时发现缺氧的征兆。Jojo 推荐没有产科顺产禁忌，评估可以阴道试产的甲减孕妈自然分娩，这样对大人小孩都更好。不管是甲亢还是甲减的孕妈，分娩后都应该检查宝宝的甲状腺功能，因为 TPOAB 可以通过胎盘，引起宝宝甲状腺功能异常。若发现宝宝甲状腺功能异常，可在儿科进行治疗随访。孕期正常产检，控制好甲状腺功能，无论是甲亢还是甲减的孕妈，大部分孕妈都能获得一个良好的妊娠结局。

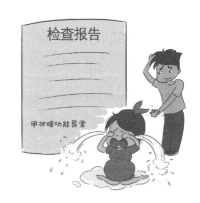

56 那位感染 HIV 的孕妈，后来怎么样了？

几年前，Jojo 在住院部收治了一名因妊娠呕吐入院的早孕患者。结果让人意外的是，她的 HIV 抗体是阳性的，后来确诊是一名 HIV 病毒携带者。患者经过质疑 — 号啕大哭 — 无奈接受的过程后，面对摆在患者及家属面前的一个重要问题：是继续妊娠，还是终止妊娠。

要解决这个问题，首先我们要明白以下几个问题。

问题 1：什么是艾滋病？

答：艾滋病全名为获得性免疫缺陷综合征（Acquired Immunodeficiency Syndrome，英文缩写 AIDS）， 是由艾滋病病毒又称为人类免疫缺陷病毒（HIV）引起的一种严重传染病。艾滋病病毒主要侵犯人体的免疫系统，破坏人体的免疫功能，它本身直接不具有致死性，但是它能破坏人体免疫力。人生活在一个满是细菌的世界里，如果失去了免疫能力，就可能因为一个小感染或肿瘤而死亡。

从艾滋病病毒携带者转变成艾滋病病人，一般要经过 7~10

年的时间（潜伏期）。在这期间，他们和健康的人没什么两样，但能够将病毒传染给其他人。

问题 2：有治愈艾滋病的药物吗？

答：目前还没有可以治愈艾滋病的药物和方法，只是以预防为主。人感染 HIV 后只能用药控制。

问题 3：HIV 的传播途径有哪些？

答：HIV 的传播途径为性传播、血液传播、母婴传播。使用被艾滋病病毒污染的注射器、针灸针或其他侵入人体的器械会感染艾滋病。

艾滋病病人或 HIV 感染者，会在孕期、分娩时或产后哺乳时将病毒传播给胎儿或婴儿，其感染率为 15%~50%。很多人认为只要感染 HIV 病毒，生出来的小孩就是艾滋病病毒携带者的观点是错误的。

问题 4：HIV 病毒如何传染给胎儿或者新生儿呢？

答：怀孕期间，孕妈携带的 HIV 病毒可通过胎盘感染胎儿。分娩过程中，胎儿通过产道时皮肤或黏膜接触到带有艾滋病病毒的血液或分泌物，可能被感染。产后哺乳过程中，病毒可通过乳汁感染婴儿。

问题 5：艾滋病对孩子有怎样的危害？

答：在没有任何干预措施的情况下，携带 HIV 病毒的孕产妇，有三分之一的概率会将自己携带的 HIV 病毒传染给新生儿。

母婴传播是 15 岁以下儿童感染艾滋病最主要的途径。感染 HIV 的儿童若未获得治疗，大部分会在 5 岁以内死亡，其中 1/3 将在 1 岁以内死亡，半数在 2 岁以内死亡。

问题 6：妇产科医生推荐孕期检测 HIV 的原因是什么？

答：孕期检查出 HIV 病毒携带者的准妈妈，可以在医生的帮助下评估病情状态、继续妊娠的风险和制定解决方案，从而根据具体情况决定是否继续怀孕。如果孕妇选择将受感染的事实告诉家人，医护人员会为她及家人做出指导，协助解决问题并提供适当的支援。

问题 7：孕期发现 HIV 阳性，可以用药控制病情吗？

答：可以。孕妈需尽早接受抗艾滋病病毒药物治疗，以控制病情发展。

问题 8：HIV 感染的病人选择顺产还是剖宫产？

答：HIV 感染不作为给孕妈进行剖宫产的指征。如果用药控制得好，病毒载量低，也可以选择阴道试产。总之，医生可以根据产妇自身情况，为其选择适当的分娩方式。

问题 9：HIV 携带者或艾滋病人可以分娩出健康新生儿的概率是多大？

答：通过及早诊断和采取适当措施，可以将新生儿受感染的概率减低到 2% 以下。

HIV 感染的窗口期小贴士：

重点提示："窗口期"，即人体已经感染了 HIV，并已具有传染性，但血中检测不到 HIV 抗体的时期。目前，世界卫生组织明确表示窗口期为感染后的 14~21 天。对具有高危性行为者，要分析其是否在"窗口期"。在高危性行为后仅一次 HIV 检测阴性，还不能排除已感染的可能。该类人员需要在 3 个月后再次检测，方能判断是否感染。

因此早孕 HIV 携带患者，如果希望继续妊娠，是可以通过药物治疗，并且有很大的概率生出健康的宝宝的。

57 准爸爸至少应该陪检几次？

整个孕期，为了宝宝和孕妈的健康，需要进行定期产检，总共次数是 12 次左右。孕周不同需要产检的内容不一样，有时候检查项目太多，跑来跑去，整个人都蒙圈了。我的闺蜜娜娜，一提到产检便无所适从。于是习惯性地召唤我，咨询是不是该让准爸爸每次产检都陪同。

作为产科医生，我认为，如果准爸爸们时间充裕又自由，可以每次产检都陪同。如果准爸爸是上班族，不能够每次都来，那么最好是陪同下列几次产检。

孕 20~24 周的产检要做大畸形排查。如果大畸形排查提示异常，医生需要和孕妈及家属讨论下一步需要做的产检，例如选择无创 DNA 检查，还是羊水穿刺；做羊水穿刺手术有流产风险，到底做不做；宝宝确实有问题，要不要终止妊娠等。单靠孕妈做决定，显得不人道，有准爸的陪同、支持并共同商量，会事半功倍。

有些人会说，你们医生直接做决定不就行了吗？

我来解释一下：孕妈到医生这边咨询都必须遵循一个"无倾向性原则"。这是什么意思呢？就是说，发现可能有畸形的问题，医生会告知你可能存在的风险，接下来可供选择的进一步检查项目，协助你做决定，但是行医伦理和道德不允许医生替患者做出任何决定。因为准父母选择遗传咨询的方案时，要记住：没有绝对正确的方案，也没有绝对错误的方案。况且小孩是患者自己的，最终决定权在患者手上。

孕后期 36~37 周的产检，这阶段要做 B 超检查，并初步决定孕妈的分娩方式。比如到底是顺产，还是剖宫产；顺产采用水中分娩还是无痛分娩。这时候，准爸一定要陪同，与孕妈一起商量，初步敲定一些细节的问题。如怎么生？要不要无痛分娩？如果特殊情况，需要剖宫产，那么择哪个吉日？

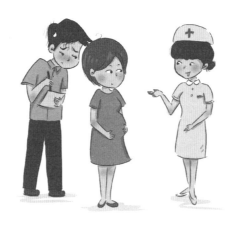

　　最后，分娩的时候，准爸必须在场！为啥呢？因为不管顺产还是剖宫产，分娩过程中都有出现意外的可能。在古代，生小孩的孕妈是一条腿踏进鬼门关。虽然现在医疗水平突飞猛进，但是生育的风险仍然存在。各种风险告知、麻醉签字、出现意外需要抢救签字，都需要准爸在场才行。

　　退一步说，小朋友的"破壳日"，准爸怎么能错过 Ta 这一辈子最重要的一天呢？

58 准爸爸如何在孕期做个模范老公？

最近碰到闺蜜娜娜，她整个人就像颗炸弹，随时都会原地爆炸。孕前，她和老公相敬如宾。怀孕后，老公原来的招数好像都不起作用了，随时都会踩到她雷区，引起争吵。

闺蜜一见到我，便说道："怎么女人一怀孕，男人就开始作妖了？我第一次怀孕，情绪不稳定，不是很正常吗？他为什么不能让着点儿我？"

我开玩笑地说："他估计也想着自己是第一次做爸爸，凭啥要让着你？"

闺蜜顿时哑口无言，觉得我说得好像还挺有道理。

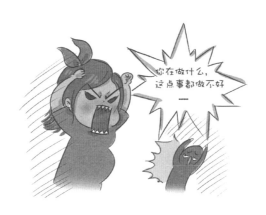

　　玩笑归玩笑，其实女性在怀孕过程中，因为本身激素不稳定，所以容易暴走。女性怀孕后身材走样，不停忍受怀孕带来的各种不适感及并发症，原有的工作职位可能不保，身份转变的心理压力……都容易导致孕妈出现孕期和产后抑郁。在这个阶段，准爸们可不能袖手旁观，如果想获得"孕期准爸合格证"，那可得下一番功夫。

　　现在拿出小笔记本，记下 Jojo 总结的孕期准爸须知吧：

一、陪伴是最长情的告白

　　整个孕期孕妈身心俱疲，准爸要多陪陪孕妈。陪伴的时间包括前一篇文章中 Jojo 建议准爸必须出现的某些产检日。同时，在日常生活中，准爸要身体力行地陪同孕妈做孕期活动。推荐孕妈做中等体力强度的运动，每周至少三次，每次半小时（结合身体情况调整）。有了准爸陪同，孕妈能够获得幸福感，并提高运动积极性。这对孕期睡眠管理、血糖控制、补钙，以及后期的顺产等都是大有益处的。

二、多给予鼓励和支持

　　快节奏的生活、身份的转变等，使孕妈的身心在生育前后遭受巨大冲击。这个时候，准爸可以在孕期陪同孕妈做些远期的职业规划，选择分娩的方法（包括要不要陪产），商量将如何养育照顾下一代（包括是不是需要哪一方的父母帮忙），帮孕妈稳定精神和情绪。准爸的支持和鼓励，能够在很大程度上降低孕妈产后抑郁的发生率。

三、多主动分担家务活，分娩前和准妈一起学习育儿知识

"丧偶式育儿"是不利于下一代的智力和身心发展的。准爸要趁着怀孕期和老婆一起学习育儿知识，这不但可以让自己也参与到分娩后的带娃战斗中，也能在学习期间增进夫妻感情。

四、忍一时风平浪静，退一步海阔天空

孕妈情绪会比孕前不稳定，有时候显得无理取闹。这个时候准爸要多点儿理解，少点儿争吵。孕妈保持好的情绪，对宝宝的生长发育也有好处。当然，孕妈们也要学会调整自己的情绪，毕竟老发脾气容易长皱纹和变老哦！

五、心情不好就陪她买买买

作为女人，我觉得购物绝对是好心情的重要来源之一，如果买了还不开心，那就再买一次。接近分娩期，准爸可以和孕妈一起购买婴儿用品、产护用品。如果要去月子中心，还需至少提前3个月进行预定（上海是这样的）。如果孕妈因为身体原因不能逛街，那可以将逛街换成网上购物。

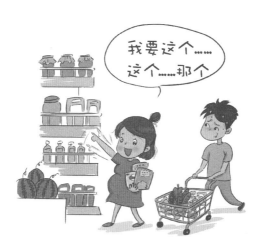

　　好了，以上是 Jojo 总结的"准爸如何在孕期做个靠谱又称职的孕妈后援团团长"的小贴士。我想，经过夫妻双方的共同努力，准爸孕妈一定会留下难忘又温馨的孕期回忆。

59 民间预测生男生女的方法靠谱吗？

闺蜜娜娜神秘地对我说，Jojo，我现在喜欢吃酸的，我怀的可能是个儿子。

我只能尴尬而不失礼貌地微笑。

现在我们来聊聊，那些民间所谓的预测生男生女的方法，到底靠谱不靠谱。

一、酸儿辣女

这是很多老人坚信不疑的理论。但是其实，怀孕后随着体内雌孕激素变化，孕妈的味蕾和感官都会改变：有些人喜欢吃酸的，有的人喜欢吃辣的，还有人喜欢吃甜的。这个口味还和地区有关系，比如四川人很喜欢吃辣的，也没见四川变成"女儿国"。口味的偏好和胎儿的性别真没有关系。

不少孕妈嘴巴里还会出现金属般的怪味。按照酸儿辣女的理论，她们岂不是要生个"钢铁侠"。

二、从肚子的形状判断生男生女

怀孕之后的腹形和孕妇的胖瘦、胎儿的胎位和估重,以及腹部组织的松弛程度等息息相关,和孩子的性别没有关系。

三、从孕期皮肤状况判断生男生女

民间有个说法,如果孕妈怀的是男孩,其胎儿会分泌雄激素,因此孕妇会爆痘、皮肤变差。如果孕妈怀的是女孩,那其胎儿分泌的雌激素会让孕妈的皮肤变得更细腻。

这都是你们臆想啦!

怀孕后的皮肤状况,是由孕妈自身分泌的雌雄激素(怀孕后雄激素也会升高)和自身皮肤状态、精神状态决定的,不是由宝宝的性别决定的。同时,每个人对激素升高的敏感性不一样,所以不能说爆痘的妈妈怀的就是男孩。

四、从胎心强弱判断生男生女

国外有学者做过研究,证明胎心率和胎儿性别没有关系。

其实用民间方法预测生男生女,不管怎样,准确率都有50%,反正不是男的就是女的嘛⋯⋯但是 Jojo 要辟谣的是,这些民间预测法,其实并没有医学根据。如果你只是为了好玩、打赌,像买彩票一样,等到分娩那天再"开奖",也未尝不是一种乐趣。

60 冬天，孕妈危险的保暖方式

闺蜜娜娜怀孕后，好不容易挨过了酷暑，现在又面临寒冬的考验。而娜娜是非常讨厌冬天的，为了保暖，还购买了一堆五花八门的保暖神器。但有些表面上方便又实用的保暖方式，不一定适合孕妈们哦！

接下来，Jojo 来帮大家盘点一下。

第一个要慎用的保暖神器——暖宝宝（暖贴）。

对于很怕冷的 Jojo 来说，我觉得发明暖宝宝的那个人简直是个天使。薄薄的一片，撕开贴在需要保暖的地方，就能持续温暖身体好几个小时。而且，有了它，冬日里也不用穿得那么臃肿了。堪称保暖又美观的神器！但是，这款保暖神器，可不一定适合我们亲爱的孕妈贴在肚皮附近哦。

首先，暖宝宝发热的最高温度可以达到 60℃，直接接触皮肤5 分钟就可能引起烫伤。

其次，对于孕期小于三个月的孕妈来说，持续高温可真的不是一件好事。国外有研究发现，孕妇发热时，体温比正常升高

1.5℃，若呈持续发热状态，就有导致胚胎畸形甚至死亡的风险。很多准妈妈喜欢将暖宝宝贴在肚皮的位置，这正好让高温区直接覆盖到子宫。这种做法非常不妥当。

有学者做过实验，发现孕妇沐浴在 39℃ 的水中 15 分钟后，其阴道内环境的温度也高达 39℃（人体正常体温为 36~37℃）。39℃ 的高温对胎儿是不利的。同理，如果暖宝宝 24 小时都贴在腹部，那么传导热度引起子宫周围体温明显升高，时间久的话，可能会对胎儿的生长发育造成影响。并且，暖宝宝贴在腹部，每次长达好几个小时，使得局部子宫肌肉血管处于松弛扩张状态，胎盘血流量在短时间内减少，有致胎儿缺氧的可能。子宫敏感的孕妈在腹部贴暖宝宝，可能还会引起子宫收缩，增加早产或者流产风险。因此，孕妈们最好不要采用腹部贴暖宝宝的方式进行保暖哦！

第二个要慎用的保暖神器——电热毯！

一些学者认为电热毯工作时产生的电磁辐射量较高，在孕期尤其在容易致畸的前三个月，最好避免使用电热毯。

电热毯的安全可靠性也值得关注，每年因为不规范使用电热毯引发火灾的情况不胜枚举。孕妈如果担心电热毯的不良影响，可以在上床前预热好温度，睡觉时拔掉电热毯插头。

那么，你可能要问了，孕妈到底该如何在寒冬里保暖呢？

一、全副武装、衣服保暖

孕妈们出门时可以穿戴帽子、手套、围巾、毛衣外套、靴子等全套保暖措施。衣服的材质选择全棉最佳，少穿化纤衣服。

需要注意的是，孕妈的新陈代谢比较旺盛，容易出汗，保暖的同时要注意散热。如果孕妈出汗，就应适当减少衣物。

二、干净的口罩

冬天出门，如果不戴个口罩，说话的时候呼啦啦的风就往嘴里灌。因此很多孕妈都戴上了保暖型厚口罩。当然，这样做是可以的。但是一定要注意换洗。

怀孕后，孕妈的呼吸道黏膜充血，比以往更容易患呼吸道疾病。冬天，孕妈口腔周围温暖潮湿。冬天的口罩，使用一段时间后容易滋生细菌，并有微尘吸附。如果口罩不勤换洗，这些细菌、微尘可能会乘虚而入，引起感染、过敏性鼻炎、哮喘，等等。

三、空调保温、注意通风

冬天，室内若是采用地暖或空调保暖，温度最好控制在27℃左右。如果室内温度过高，那孕妇一出门，温差太大，易引起感冒。同时，空调房间是个密闭环境，每天需要开窗通风。之前有个很有意思的研究发现：雨天感冒的发病率会增高。经过分析得出一个答案：下雨天，室内人数明显增加，空气流动减少，感冒病毒会更容易传播给其他人。不过，要记得有雾霾的时候，还是减少开窗通风，避免污染室内空气。

四、多喝温水

在上海的冬天，很多孕妈基本还是在室内靠空调"续命"。时间一长，皮肤和咽喉都容易干燥。这个时候多喝温水，不但可以驱寒，还有促进身体血液循环的功效。

五、暖炉虽好、小心使用

室内如果放置电暖炉保暖，不要距离孕妇太近，且要定期清洁网面和加热棒，避免灰尘扩散和细菌繁殖。

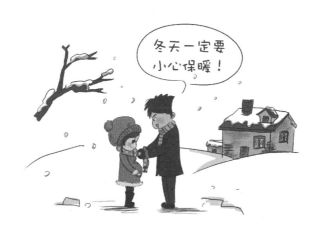

冬天不同于春天，有姹紫嫣红的百花；不同于夏天，有炎热奔放的阳光；更不同于秋天，有硕果遍地金黄。它蕴含着生机，孕育着希望。这不是同所有孕妈一样吗？所以，熬过这冬天，春天还会远吗？

61 剖宫产和顺产，到底哪个更好呢？

孕晚期，娜娜开始纠结到底选顺产，还是选剖宫产？她的婆婆认为，顺产恢复快，对她和宝宝都好。但娜娜认为顺产太痛了，时间还长，不如剖宫产直截了当受苦少。她跑来向我咨询，到底该怎么选。在我给出建议之前，我们先来对比一下顺产和剖宫产。

第一回合：接受度

国内一项调查问卷（共有 790 人）的结果显示，未婚女士中青睐剖宫产的占 61.9%，经产妇中支持剖宫产的占 57.3%，医护人员中赞成剖宫产的仅占 4.3%，比较理智的、视情况而定分娩方式的约占 56.5%。

看来剖宫产在大众心目中的地位已经高于顺产，第一回合剖宫产完胜。

第二回合：疼痛指数

不少女性认为，顺产的分娩时间普遍约长达 1 天 (24 小时)，而剖宫产麻醉后只需要 30 分钟，甚至 15 分钟就能分娩出胎儿。

因此，很多女生认为剖宫产更好。

这个观点其实是错误的！

剖宫产并不比顺产疼痛程度轻，疼痛时间短。虽然在剖宫产手术中产妇因为麻醉不能感知疼痛，但是手术之后，麻醉效力消退，腹部12cm的伤口在产后仍然会疼痛长达24-72小时才能缓解。

另外，剖宫产手术后，当天医护人员需要定时反复按压子宫查看阴道出血情况以及子宫位置，此项检查的疼痛指数五颗星。不要说普通孕妇，妇产科医生自己剖宫产术后也有点儿吃不消（经同事亲身体验，目前仍心有余悸）。

顺产疼痛时间主要集中在分娩时间段内，平均长达约8小时。但目前有了无痛分娩之后，顺产的疼痛系数大幅度下降，一般可以减轻70%~80%的疼痛。而无痛分娩使用的麻醉剂量比剖宫产小得多，只有其用量的十分之一。

剖宫产不仅术后当天按压子宫会疼痛，而且术后还会有因为剖宫产手术产生的并发症，例如盆腔粘连、子宫内膜异位症等，导致日后长期慢性疼痛的风险。

第二回合，从当前的疼痛程度、时效及远期影响比较下来，顺产完胜剖宫产。

第三回合：产后恢复速度

自然分娩即顺产，若出血不多，无特殊情况，分娩完当天不少产妇即可下床活动以及正常饮食，第 2~3 天大部分产妇可行动自如。

在约翰霍普金斯大学做博士后的师姐告诉我，她的一个同事前一天刚生完宝宝，第二天就来实验室上班了，真是相当厉害！这也说明顺产的伤口及整体恢复时间很快。

剖宫产术后，当天不能下床，第二天拔完尿管勉强能下床。吃东西也是建议等到排气后，到至少下腹不胀气的阶段下才能正常进食（多数在第 2~3 天才排气）。

能下床自己单独走动需要 3 天左右，完全恢复至少需要 6 周以上。

在产后恢复耗时方面，顺产完胜剖宫产。

第四回合：经济负担

顺产后 2~3 天就可以出院。剖宫产要等到伤口基本愈合，5 天左右才能出院。剖宫产的住院时间是顺产的两倍。

经济花费方面，除了住院时间延长引起的花费增多以外，剖宫产还比顺产多了手术费以及麻醉费用。

一般情况下，在上海三甲医院普通床位顺产要花费 4000 元左右，剖宫产要花费 7000~8000 元（特需除外）。

此回合，顺产因比剖宫产性价比更高而胜利。

第五回合：出血情况

无论顺产还是剖宫产，分娩过程都伴随着失血。这也是孕中后期医生嘱咐病人要补充铁元素的一个很重要的原因。

顺产出血少，为60~150ml，超过500ml称为产后出血。而最新的研究数据显示，剖宫产术中出血300~500ml，超过1000ml时称作产后出血。

在失血方面，剖宫产明显多于顺产！因此，在剖宫产分娩过程中，因为失血过多切除子宫的女性明显多于顺产。

在失血方面，剖宫产的风险比顺产高。本回合顺产胜。

第六回合：并发症风险

感染方面，剖宫产的创面大，失血多，比顺产更容易出现产后感染。另外，除感染之外，剖宫产的产妇中会有少数病人因为手术出现子宫内膜异位症，子宫缝合部位可能会因为瘢痕或对合不平整，引起子宫憩室，导致月经改变、淋漓不尽等情况。剖宫产术后的子宫瘢痕，会导致少部分病人在第二次怀孕时流产，以及瘢痕妊娠（怀孕的胚囊长在瘢痕上）的风险。

然而，在手术并发症方面，顺产完全没有这些担忧。因此在这一回合中，顺产完胜。

第七回合：危险指数

支持剖宫产的女性认为，顺产要经历的时间远远大于剖宫产，而且过程不可控制，胎儿入盆娩出过程风险不由人主观决定。而且顺产不成功，还得挨一刀剖宫产。因此，各种不利的可变因素累积就导致了顺产的危险更大。

这个观念是错误的！

确切地说，顺产才是对产妇的安全保障。国外研究的数据显示，剖宫产导致子宫切除以及死亡的风险是顺产的 2~4 倍。剖宫产暴露的伤口面积更大，羊水栓塞（羊水进入产妇的血管导致的一系列连锁反应）发生率更高，因而导致孕妇死亡的概率明显比顺产高。

在危险指数方面，剖宫产远远大于顺产。而一些孕妈所顾虑的顺转剖的风险其实在临床发生率并不高。

第八回合：产后抑郁情况

产后抑郁和多种因素有关，但是目前研究发现，因为接受了剖宫产手术的产妇需要更长的时间恢复，因此重新融入社会的空窗期时间更长，面临产后抑郁的风险更高。

第九回合：对下次怀孕的影响

顺产后若是想要二胎，最快仅需产后半年即可备孕。

而剖宫产要等上至少 1 年，不少妇产科医生仍然推荐至少等 2 年再要二胎。

另外，因为剖宫产导致子宫瘢痕，以及手术后盆腔粘连等并发症，会导致在孕育二宝时，剖宫产的女性比顺产的女性可能要承担更大的风险（例如子宫破裂、瘢痕妊娠，等等）。

第十回合：身材恢复情况

我听到不少患者说，顺产的时候阴道扩大，骨盆变形，生产后不会恢复。而剖宫产就不会遭这个罪了，因而对身材影响更小，产后身材不走样。

这个观念也是错误的！

其实，怀孕导致的身材变化，并不会因为分娩方式不同而有所不同。在孕期因为激素变化，脂肪储备增加，水钠潴留，同时增大的子宫对盆底的压力是导致身材走样的主要原因。所以说，身材走样这个锅，顺产可不背。反而，有些专家甚至认为顺产可能是重塑女性体型的机会。因为顺产扩张使得盆围、臀围增宽，女性显得更加丰满。

在这里需要指出的是，孕期合理控制体重增长，产后积极进行母乳喂养，合理饮食，坚持运动，曼妙的身材是可以恢复的。

第十一回合：对性生活的影响

理论上，产妇顺产分娩时，胎儿自产道分娩出来，容易造成盆底组织损伤，而剖宫产分娩不经过阴道，因此性生活恢复更快。

但实际调查的结果却不是这样的。研究发现，影响女性产后性功能优势的重要因素是会阴的完整性，而顺产和剖宫产均保持了会阴的完整性。2017 年国内的一项调查研究对 312 名剖宫产和顺产女性的产后性生活恢复情况进行比较，虽然分娩 9 个月后性生活的恢复情况没有明显差异，但 9 个月前顺产的产妇产后性生活恢复更快，性生活恢复比例更高。

第十二回合：对宝宝的影响

1. 宝宝的智力智商方面

人的智力和我们大脑的神经细胞息息相关，而人在一生中使用的神经细胞的数量在胎儿时期就已经决定了。目前没有证据显示，经过自然分娩产道挤压后宝宝的脑容量会增大，或者宝宝的神经突触传递信息的性能提高。因此认为顺产的宝宝智商更高，是没有科学依据的。

另外，也有孕妈咨询 Jojo，剖宫产麻醉对宝宝的大脑会有损伤吗？其实，短暂的麻醉不会对宝宝神经发育造成影响。

2.宝宝的呼吸系统

顺产的宝宝因为在分娩过程中胸廓和肺部受到规律宫缩和产道的挤压，使得肺部得到了锻炼，并且也将大部分藏在肺里的羊水挤了出来。因此，选择剖宫产分娩的宝宝更容易罹患急性呼吸障碍，发生羊水吸入性肺炎的概率也更高。

3.宝宝的免疫能力

现有的研究发现，剖宫产宝宝体内的免疫因子含量会低于顺产宝宝。剖宫产宝宝对感染的抵抗能力也比顺产宝宝略逊一筹。当然，后期经过哺乳、定期接种疫苗、细心护理之后，剖宫产宝宝也会拥有健康的体质。

在分娩方式对宝宝的影响中，顺产不负众望，略胜一筹。

需要指出的是，在对宝宝的影响中，剖宫产和顺产没有绝对的好坏。我们提倡有医学指征地进行剖宫产，如果没有阴道试产禁忌，还是提倡自然分娩的，毕竟顺产对新生儿影响的优势还是高于剖宫产的。

第十三回合：对分娩人群的要求

剖宫产，一般是在有医学指征的情况下，为解决难产而迫不得已采用的分娩方式，是人为干扰的分娩方式。但是，理论上不管是谁，非要选择剖宫产也是可以的，它基本适合所有的孕妈。

虽然，我们不提倡没有医学指征的选择性剖宫产！

阴道分娩，需要具有一定条件：产道（骨盆以及阴道等）无异常、产力无殊、胎位正常、胎儿不过大，以及精神因素正常等。

因此，在选择分娩方式时，阴道试产（即试着阴道生产）不适合那些具有阴道分娩禁忌的人。

哪些妈妈们不适合阴道试产呢，比如（这一条也可以理解成为，剖宫产手术的医学指征）：

· 胎位 / 产道 / 产力异常。

· 巨大儿、多胎、胎儿宫内窘迫。

· 部分前置胎盘，胎盘早剥。

· 妊娠合并严重内科疾病 (心脏病)。

· 妊娠高血压疾病：重度子痫前期。

· 先兆子宫破裂。

· 疤痕子宫（剖宫产的相对指征，部分有条件的瘢痕子宫的准妈妈也可以在严密监护下进行阴道试产）等。

在选择范围方面，阴道分娩不一定适合每一个孕妈。Jojo 需要再次特别指出的是，并不是妇产科医生要求每一位准妈妈选择阴道试产。我们希望的是你选择最适合你自身情况的分娩方式！但是，一旦你有选择阴道分娩机会的时候，Jojo 还是推荐你首选阴道试产。毕竟经过这十来回合的比较，阴道分娩的优势还是显而易见的。

需要特别指出的是，出于安全考虑，不能够在节假日、夜间急诊等时间段，要求没有医学指征的选择性剖宫产（可以理解为本来可以阴道试产，有可能顺产下来的孕妇偏偏要求剖宫产分娩）。

总结

在孕晚期的时候，孕妈最好和自己的产检医生沟通，结合你的身体情况、意愿、胎儿情况和当地医疗条件，让医生协助你选择合适的分娩方式。

当然即便是阴道试产，也是一个动态的过程。在胎儿娩出之前，谁也不能肯定一定可以顺产出来。因为在产程中可能会出现我们之前无法预知的情况，比如突发性的胎儿缺氧、脐带脱垂或先兆子宫破裂等，这时候需要转为剖宫产。

但是这些紧急情况的发生率并不高，完全不用因为害怕顺转剖而直接选择剖宫产。

试产前评估为具有顺产条件、建议阴道试产的准妈妈们，大可放心。阴道试产全程在产房里进行，有医生和护士24小时监护着，产程中出现突发情况会立刻处理，即便是动态监测过程中出现需要转为剖宫产的情况，医生也会立刻处理。

在剖宫产和顺产比较之后，姐妹们对分娩方式的选择是否有了全新的认识呢?

　　在做出分娩方式选择的时候，要和你的产检医生沟通，结合自身的情况选择最适合自己的分娩方式。

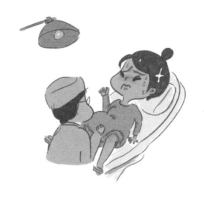

62 剖宫产前后准备工作及注意事项

剖宫产帮助新生命降临这个世界，也让伟大的母亲经历了手术的痛苦。这时候，每个宝妈都想问："我们需要做好哪些事情，以便手术后能更快恢复呢？"现在 Jojo 医生就在这里细数那些剖宫产手术前后必要的注意事项。

一、术前用物：需要自己准备的东西

· 腹带一根，用于术后保护伤口。

· 床垫 1 包（规格 60cm×90cm）。

· 食盐 2 包，当作压迫伤口用的沙袋。

· 沙袋套 1 个。

· 计量型垫巾 1 包。

· 高腰棉质宽松内裤 2 条。

二、术前饮食

术前一晚根据护士通知的时间进行禁食、禁水。术前一天，吃得稍清淡一点。

三、术前准备

·衣服反穿，扣子扣在背后，内衣内裤脱掉。

·不得佩戴金银首饰、假牙。

·修剪指甲，指甲油请及时清洗干净，以防影响术中监护仪的正常监护。

·用物：腹带 1 根、床垫 1 块、食盐 2 包、沙袋套 1 个。

四、术后饮食

术后 6 小时可进食米汤、水，不喝牛奶、豆浆和甜的容易引起胀气的食物。

术后第二天中午开始进食半流质食物，粥、面条、馄饨之类均可。

肛门排气后可进食普通饮食，吃一些富含蛋白质的食物（如肉类、蛋类、鱼类）以及蔬菜、水果等。

贫血者多食铁质含量较高的食物，如猪肝、香菇等食物。

产后两周不要过度进补太多汤水，如鲫鱼汤、黄豆猪蹄汤等。

五、术后活动

术后即可进行下肢屈伸运动，以防止下肢深静脉血栓的发生；术后 6 小时待沙袋取掉后进行翻身。

术后 12~24 小时，无恶心呕吐者即可枕枕头。多数剖宫产都选择腰麻，因此，手术后如果有头痛的症状，需要暂时平卧。

拔除尿管后请穿高腰棉质内裤，以包裹伤口。很多产妇有个不太好的习惯，喜欢穿一次性的化纤内裤。这样穿方便是方便，但是这种材质的内裤不透气，会影响伤口恢复，也容易滋生细菌，影响术后恢复。

尿管拔除后即可下床活动，下床前动作缓慢，先在床边坐一会儿再下床，下床时请家属搀扶，以防跌倒。

保持会阴清洁，同时多喝水，以防止尿路感染。

术后每天下床进行适当的活动，术后不宜做增加腹压的动作，如提重物上楼梯，蹲在地上擦地板等。

产后性生活，最好在恶露完全干净，产后 42 天复诊身体已恢复才可开始进行。因为产后月子期间有恶露排出且伤口尚未完全恢复，过早进行性生活会引起感染。

六、出院后病情观察

· 恶露有异味、量大于平日月经量，请及时就诊。

· 伤口有渗血、裂开等情况及时就诊。

· 出院后有异常发热，请及时就诊。

七、复诊

　　·产后 42 天门诊复诊，最好询问管床护士具体时间。

　　·复诊一定要记得带上出院小结。

　　·小朋友复诊记得挂儿童保健科。

　　以上是 Jojo 分享的剖宫产手术前后须知，但各个产检医院略有不同。各位孕妈入院后，医生护士会进行宣教核实，请遵照医嘱执行。

产后须知系列

63 照顾新生宝宝第一天该注意些什么呢？

很多孕妈，在孕中期幻想着宝宝"破壳而出"，看到宝宝可爱的脸庞时情不自已的激动场景。"与君初相识，犹如故人归，天涯明月新，朝暮最相思。"

拉倒吧！姐妹们，第一次和宝宝见面，看到的第一个部位，可真不是宝宝的可爱脸庞，也不是你幻想的"华味惭初识，新声喜尽闻"的美好画面！

事实上，大部分妈妈第一次看到的都不是宝宝的脸，而是屁股！

为啥呢？

因为无论顺产还是剖宫产，新生儿分娩出来后，医生护士都必须让妈妈亲自确认性别。因此给妈妈们看的宝宝的第一个部位，自然是宝宝的屁股。

爸爸们相对比较幸运，第一眼看到的都是宝宝的可爱小脸。

顺产后，新妈妈们会在产房留观 2 小时。宝宝的婴儿床会放在妈妈旁边（我们提倡早接触）。这个时候不少妈妈告诉 Jojo，就在这短短的 2 小时内，她们都已经从宝宝长大读书、幻想到其结婚生子的场景了。真是可怜天下父母心啊！

很多妈妈表示，第一次看到新生宝宝通红的小脸儿，像刚从树上摘下来的红苹果，甚是喜爱。也有些宝宝，因为长达数月泡在羊水里，皮肤有些皱巴巴的（早产儿更加明显），活像个小老头儿，惹得妈妈们感叹，都随了爸爸！

而 Jojo 要说的是，这个时候，妈妈们可不要单单要看宝宝的长相！在月子里，宝宝往往是一天一个样，五官慢慢长开，模样慢慢变化。单眼皮的小孩可能在成长过程中会变成双眼皮，塌鼻梁的宝宝也可能会长成挺鼻梁，这主要看爸妈的基因。

但是颜值重要吗？虽然很重要，但是宝宝刚出生的这段时间，尤其是 24 小时内，妈妈们可先别顾着激动，单单看颜值去了，最重要的是看宝宝这几点：

1. 看宝宝的肤色

正常新生儿宝宝的肤色都是比较红润的，尤其是面部，如果出现宝宝脸色发白、发紫，要当心缺氧。部分糖尿病产妇的宝宝脸色发紫可能是低血糖，需要重视。

2. 看宝宝的嘴唇

新生儿正常嘴唇颜色是红红的，如果宝宝的嘴唇出现发绀（就是紫色），也是提示宝宝缺氧了。

3. 看宝宝的呼吸

尤其在宝宝有呼吸增快、呼吸困难的表现时，要考虑缺氧的可能。

4. 看宝宝的吃奶情况

一般第一天，宝宝吐羊水比较多，吃的没那么多，奶水摄入后面逐渐会增加。如果宝宝不吃东西，那就是有问题了。

5. 看宝宝的排便

一般新生儿会在 12 小时内排便，超过 24 小时未排便，要考虑肠道畸形的可能。在 24 小时内，宝宝会排出小便，一般出生 24 小时后每日小便量在 5 次及以上。

爸妈要仔细观察以上的 5 点，发现问题要及时告知医生、护士。

64 孕妈当心产后抑郁

我国每年都有数以万计的新生儿诞生，也意味着有数以万计的女性成功变身成妈妈。但是蜕变之后，除了要面临各种压力，还要谨防一种疾病——产后抑郁。每年都有一部分宝妈因此影响家庭甚至失去生命。

产后抑郁有哪些表现呢？主要包括：

1. 情绪抑郁
对很多活动明显缺乏兴趣，莫名其妙地想哭。患者经常感到心情压抑、郁闷，常因小事大发脾气。

2. 自我评价低
自责自罪，对生活缺乏信心。思维力减退、注意力下降等。

3. 生理症状
如体重显著下降或者增加；失眠或者嗜睡；感觉身体很疲劳或乏力。

这些症状尤其在二胎妈妈身上更加常见。

可能有很多的女性都会出现产后抑郁的情况，对于产后抑郁的情况，我们必须要及时治疗，否则，会产生非常严重的后果。

我们可以做什么？

第一，爱丁堡产后抑郁量表（EPDS）是应用最广泛的自评量表，用于初级保健筛查。此表包括 10 项内容，于产后 6 周进行调查，可提示有无抑郁障碍，但不能评估病情的严重程度。

第二，心理治疗对于治疗产后抑郁非常重要。心理治疗能增强产妇的自信心。根据患者的情况，专业医师会给出个性化的心理治疗方案。通过治疗，通常可以获得较好的疗效。因为很多药物会被分泌到乳汁里，所以对于是否用药需综合考虑。此外，有一些物理治疗手段，如电刺激等，也有助于控制病情。

第三，出现产后抑郁的情况与多方面因素有关，因此要加强对孕妇的精神关怀。多和产妇进行沟通，多做一些令产妇高兴的事情，可以适当陪产妇到户外晒晒太阳、散散步等，这些做法都有助于缓解产妇的抑郁情绪。

第四，我一直鼓励来产检的各位孕妈，在孕期和产后都要多和自己的产检医生沟通。孕妈如果发现自己有抑郁的倾向，不要慌张，及时与医生沟通，积极治疗才是击败抑郁的关键。

65 拿什么拯救你，我的盆底肌

　　娜娜终于生了，但沉浸在初为人母的喜悦中还没几个月，就开始向 Jojo 痛斥她产后出现的一系列困扰，比如打喷嚏、咳嗽、跑步、唱歌时小便会不由自主地排出；生完孩子后，腰酸背痛的症状一直都没改善；经常下腹坠胀疼痛，性生活时痛，等等。

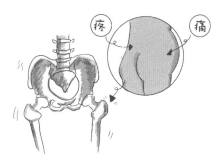

　　其实，娜娜的这些症状，都属于一种疾病，表示盆底肌出现问题了。这种疾病不经专业的训练是恢复不到产前状态的。更严重的是，医学证明，全球尚没有一种药物对这类疾病有效。千万不能乱吃药，切记先检查，再治疗。

　　这种疾病必须引起我们重视，否则后患无穷！要想了解这一系列困扰出现的原因，我们先来了解这些：

一、盆底疾病是什么？

盆底疾病是一组影响生活质量的慢性病，是由于支持盆底的肌肉、筋膜、韧带组织松弛引起的。如果把盆腔里的器官比作水，那么盆底就是提水的桶。

产后容易引起盆底组织松弛，导致阴道松弛、子宫外露、性生活障碍、大小便异常。临床常见的类型有：尿失禁、子宫脱垂、阴道壁膨出（膀胱、直肠膨出），也有不少病人几种病症同时存在。

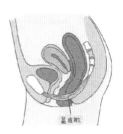

二、为什么产妇容易患盆底疾病呢？

首先，妊娠期间，随着胎儿的生长，盆底的负重越来越大。盆底组织就像弹簧，拉伸时间久了就容易松掉。

其次，怀孕期间雌激素飙升为原来的30~50倍，这对孕妈的韧带和骨盆也有一定的影响，会使得韧带变得松弛、关节支撑能力下降，因此产后妈妈们容易感到背痛。

再次，分娩时，胎儿从阴道挤出来，对阴道周围的肌肉、筋膜、韧带造成撕裂性的损伤。以肛提肌为例，分娩时最大的拉伸幅度达到10~15cm，相当于把下嘴唇拉到额头的程度。

三、妊娠分娩可能对盆底造成哪些损伤呢?

1. 性功能障碍

15% 的产妇性交疼痛，20% 无高潮，3% 性冷淡。

2. 尿失禁

尿频、夜尿、咳嗽漏尿、大笑漏尿等。

3. 急迫性尿失禁

突然和强迫性的排尿欲望，很难延迟，不尿不行，再不尿就尿裤子了。通常在白天或夜间排尿量非常频繁，日间排尿量大于 8 次，每次排尿量小于 200ml。

4. 便秘

排便费力、排出困难、排便不尽感、排便费时且需用手辅助排便，痛苦不堪。

5. 子宫脱垂

子宫从正常位置沿阴道下降，子宫颈外口达坐骨棘水平以下，甚至子宫全部脱出于阴道口外，引起下背部疼痛。

因此在欧美国家，盆底康复训练被提前提上日程。产后半年内是盆底肌功能恢复的"黄金时间",越早训练,效果越好。如果产后孕妈不做任何训练,那随着年龄增大,激素水平下降,肌肉变得松弛,症状会越来越严重。到了中老年后,孕妈很可能会出现轻中度压力性痉挛或不同程度的压力性尿失禁,有的甚至发展到子宫脱垂。

盆底肌力评估,不仅适用于产后女性,还适用于需要改善性生活的人群,备孕女性以及绝经期女性。女性无论在哪个阶段都应该重视盆底健康状况,实现内养外修,健康生活、优雅老去。

四、那么我们该如何在家和在医院正规训练呢?

1. 在家

凯格尔(Kegel)运动,也被称为骨盆运动。通过重复收放盆底肌肉,恢复盆底肌活力。收缩 2~3 秒,放松 5~10 秒,如此反复,每次 20~30 次为一组,每次锻炼三组以上。随着锻炼的循序渐进,可增加收缩时间为 5~10 秒,放松为 5~10 秒,如此反复进行锻炼。

进行凯格尔运动前最好先经医生评估是否适合做此运动。适合该运动的女性如果坚持锻炼,对盆底的康复会有很大的帮助,大部分坚持 3 个月会有效果。如果你不会做或者担心做错,建议先到医院借助设备找到盆底肌位置,学会怎么锻炼后,再进行家庭训练。

2.在医院

在医院我们常常用这些方法帮助大家恢复盆底组织。比如：电刺激、Kegel 模板训练 、生物反馈、阴道哑铃，等等。

新手妈妈要在产后做盆底肌肌力评估，并在早期进行干预，以及时修复盆底问题，排除日后隐患。

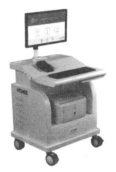

图为电刺激及生物反馈仪

66 拿什么拯救你，我的秀发

产后脱发真的是宝妈们的一大痛点！

本节 Jojo 五星推荐减少产后脱发的妙招，一定要认真看完！

一、为什么会产后脱发？

每一根头发都有它的尊严，会独立经过三个时期：生长期、退行期、休止期，然后才从毛囊光荣脱落。

怀孕后因为激素变化，头发从生长期到休止期的进程会变慢。换而言之，怀孕期间处于生长期的头发比例会变大，处于休止期的头发比例变小，因此在怀孕期间脱发会比平时要少一些。

等到生完宝宝之后，激素下降，大批头发进入休止期，那些本应该在怀孕期间脱落的头发在生完孩子后光荣"下岗"，产生一种在产后头发脱落明显增加的现象。这种现象称作休止期脱发。

当然，也有少部分妈妈是雄激素过高引起的脱发。

这种产后的休止期脱发大部分在产后 1~5 个月达到高峰，到 15 个月左右会恢复正常。如果脱发超过 15 个月，或者脱发真的很严重，自己比较担心，那不妨挂皮肤科让专业医生帮助你。

但是有一些诱因会导致我们产后休止期脱发的情况更加严峻。

二、哪些诱因，会引起产后脱发更加严重呢？

1. 产后体重快速减轻

很多妈妈孕期体重控制不佳，产后又心急地想要迅速恢复身材。3 个月甩肉 30 斤，这样其实是得不偿失的。

这种猛烈减肥的代价有可能是失去一头黑亮的秀发哦。

2. 限制蛋白和热量饮食

这类饮食是休止期脱发（产后脱发属于休止期脱发的一种）的一个重要诱因，比如说全素食或者节食。

3. 营养不良、缺铁性贫血

我之前反复强调孕期补铁的重要性。孕期补铁不仅是为了产妇的健康考虑，还因为产后的缺铁性贫血会加剧脱发的现象。

要如何补铁呢？

妊娠后期对铁元素的需求量增大，仅仅靠食物补铁是不够的，我们需要通过铁剂来补血。被诊断为缺铁性贫血的孕妇应每天补充元素铁 100~200mg。非贫血的孕妇，若血清铁蛋白小于 30μg/L，应每天补充元素铁 60mg。

4.内分泌疾病未控制

例如甲亢、甲减控制不佳，也会使产后头发脱落更加严重。

5.产后抑郁症或精神应激

产后抑郁症、巨大的情绪应激也会诱发头发脱落的增加。

还有一些情况，比如说脂溢性皮炎或者真菌感染也可能会加剧休止期脱发。

我们要避免这些导致脱发加剧的因素，减少脱发。

三、防脱发的洗发水可以改善产后脱发吗？

目前还没有科学论证表明市面上的洗发水可以防脱发。

如果宝妈是雄激素源性脱发，那局部用药有效果的只有米诺地尔。

针对产后的休止期脱发，米诺地尔的有效性还需进一步考证，但皮肤科医生偶尔也会开具2%~5%的米诺地尔，维持毛发密度，刺激毛发生长。

四、为了减少产后脱发，平时该注意些什么？

· 爱护头发，平时不要暴晒头发，在强烈阳光下应该戴帽子。

· 洗头的水温不要过高。

· 打理头发时不要太暴力，在头发湿漉漉的情况下最好不要梳头。

顺带辟谣：天天洗头不会增加脱发。洗头会掉的头发，不洗也会掉。

·减少烫发和染发次数。

·产后多与家人沟通，保持愉快心情。

·产后注意营养均衡，避免过度减肥,贫血的宝妈要积极治疗。

五、吃什么能预防脱发？

营养不良或者节食、贫血的宝妈，在改善饮食结构、补充膳食营养后脱发状况会好转一些。

不存在以形补形，黑芝麻并不能预防脱发。民间偏方认为生姜能预防脱发，但国外的研究却得出了相反的结论。

其实宝妈们只要平时规律作息，均衡健康饮食，不要过度减肥节食就行啦！

爱美是女人的天性。如果你想在产后留住一头乌黑浓密的秀发，那么就科学护发吧！